OTOMIN no YOKUBARI Lesson!

おとみんのよくばりレッスン！

【監修】NDL株式会社

【著】宮坂乙美
歯科衛生士
医療法人中村歯科キッズデンタルパーク
NDL株式会社

小児の食育編

デンタルダイヤモンド社

はじめに

　思い返せば18年前……。1998年4月、33歳の私は現在の職場である中村歯科に就職しました。2人目の子どもの出産を終え、3年ぶりの歯科衛生士復帰。当初は歯肉縁上スケーリングやアシスタントの仕事ばかりの毎日に疑問をもっていました。また、当院は小児の来院も多く、養育者に歯科保健指導をしなければなりませんでした。それなのに、「私の引き出しは何と少なく、陳腐なことしか言えないのだろう。もっと勉強しなければ……」とも悩んでいました。

　そんななか、院長の中村喜代香先生が、院内で勉強できるようにと、長谷ますみ氏（現NDL株式会社　代表取締役社長）を招いて、SRPなどのテクニックだけではなく、歯科衛生士としての在り方をも学ぶ機会を得ました。それから私は、「歯科のことを知るのは何て楽しいのだろう！　自分で動くのって楽しい！」と思うようになりました。そして、「そうだ！　院内で簡単に説明できるツールを作ろう！」と思い立ち、またも悩んだのが小児の食事指導でした。

　私が歯科衛生士学校を卒業したころは、「むし歯になるおやつ、ならないおやつ」ばかりが声高々に言われていました。しかし、いまは食の軽視などもあり、「食べること」を根本から考えなければならない時代になりました。折しも2005年に食育基本法が施行され、「来院する子どもたちや養育者に伝えたいのはこれだ！　食育だ！」と思った私は、歯科保健指導に食育をプラスした指導を手作りのツールを交えて開始しました。

　しばらくすると、私と同じように小児の食育指導、小児の養育者への指導に悩む歯科衛生士がいかに多いかを知るようになりました。私もまだまだ勉強中で、知らないことだらけですが、セミナーの講師を務め、連載を執筆し、いつの間にか、書籍を出す機会に恵まれました。

　本書は、小児の食育に苦手意識をもっている方が、少しでもそこから抜け出せるお手伝いができたらいいなと思い、書いたものです。本書を読んで、さあ、あなたも一緒によくばりレッスンを始めましょ♪

2017年12月

大阪府・医療法人中村歯科 キッズデンタルパーク／NDL㈱　歯科衛生士

宮坂乙美

Chapter 1
院内に食育を取り入れる

- 01 小児の食育・口腔機能＆歯科保健指導を学ぼう①……… 8
- 02 小児の食育・口腔機能＆歯科保健指導を学ぼう②……… 14
- 03 シュガーコントロールによる
 糖との上手な付き合い方………………………………… 20
- 04 シュガーコントロールによる心と身体への影響………… 26
- 05 歯科から考える食中毒予防……………………………… 32
- 06 水分摂取時に本当に必要なものは？…………………… 36

- 07 栄養バランスのとれた食生活を目指そう………………… 42
- 08 むし歯になる？ ならない？ だけじゃない
 おやつの選び方…………………………………………… 48
- 09 生活習慣を改善し、
 健やかな生活リズムを確立しよう………………………… 54
- 10 食環境を整えて、「こ」食による悪影響を防ごう ……… 60
- 11 仕上げ磨きの極意を知り、
 0歳児からできるセルフケアを！………………………… 66
- 12 子どもの発育・発達に合わせた指導で
 歯磨き上手に育てよう！………………………………… 72

Contents

Chapter 2
おすすめ食育レシピ集
78

チキン巻き	80
高野豆腐チャンプルー	81
鶏と高野豆腐の照り焼きつくね	82
お揚げさんで焼きコロッケ	83
ごぼうとこんにゃくの炒め煮	84
切り干し大根と小松菜のナムル	85
切り干し大根のトマト煮	86
高野豆腐の南蛮漬け	87
キノコとカラフル豆のマリネ	88
ひじき豆	89
エリンギとわかめのみそ汁	90
小松菜と高野豆腐のみそ汁	91
豆乳ぷりん	92

Chapter 3
二十四の節気と七十二の候とともに
93

Chapter 1
院内に食育を取り入れる

　歯科からの食育として、口から食べることの重要性を、「噛む」、「味わう」、「飲み込む」などをとおして、その大切さを多くの方に認識してもらい、豊かで健全な食生活を実践してもらうサポートが期待されています。

　では、歯科医院で食育を実践するためには、具体的にどんなことを学び、患者さんに何を指導すればよいのでしょうか。本章では、その実際を解説します。

01 小児の食育・口腔機能＆歯科保健指導を学ぼう①

　現代の日本は、家族構成や生活環境、食環境が多様化し、院内または公衆衛生の場での歯科保健指導も難しくなってきていると思います。巷ではいろいろな情報が飛び交い、どれを取り入れて指導すればよいか、悩ましいところです。「○○に関して知っているようで知らない」、「うまく説明できない」といったことが結構あるのではないでしょうか。本書では、私が取り組んでいる小児歯科保健指導を、食育、口腔機能、う蝕予防と絡めながら進めていきたいと思います。

　私たちは養育者に対し、以下の2本柱で指導しなければなりません。
① お口に入ってくる食べもの：ソフト面
② 口腔機能：ハード面

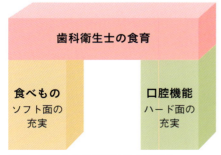

図❶　歯科からの食育は2本柱で！

　このように捉えなければ、歯科からの食育は片手落ちです。では、両面からのアプローチについてお話ししていきます（図1）。

　歯科衛生士のみなさんは、食べものをしっかり噛まなければならないことはよくわかっていると思います。実際に、「一口30回は噛んでくださいね」と指導されている方もいるかもしれません。ですが、指導の際にどんなものをどんなふうに噛めばよいのか、具体的にお話しできていますか？

　今回はその詳細をお話ししていきます。

"あんぐっ"・"にちゃがじっ"・"れ～ろれろ"

　私は、㈱NDL（長谷ますみ社長）主催による歯科医師・歯科衛生士向けのセミナーを行っています。食育のセミナー中、受講者に「もし養育者から『硬いものを食べさせたほうがよいですか？』と聞かれた場合、何と答えますか？」と問いかけ、受講者同士でディスカッションする時間を設けています。「やはり硬いものを食べてもらったほうがよいのでは？」、「"顎が育つように"と伝えたら、硬いものを噛むだろうね」など、いろいろな会話が聞こえてきます。

　歯科のプロ、お口のプロである私たちでも、いまだに「硬いものを食べなきゃ神話」があり、「硬

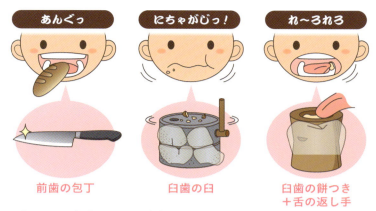

図❷　"あんぐっ"・"にちゃがじっ"・"れ〜ろれろ"

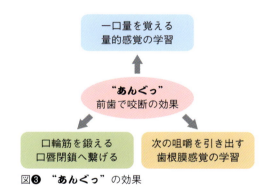

図❸　"あんぐっ"の効果

いものは奥歯でガシガシ噛むべき」と思っている人がたくさんいます。確かに、硬いものを噛むのはよいことかもしれませんが、そのような食材はそうそうありませんし、そればかりを選択して食べ続けるのは現実的ではありません。では、具体的にどんな指導をすればよいのでしょうか？

咀嚼は、そもそも臼歯だけでするものではなく、①前歯の包丁で**"あんぐっ"**と食材を切り分け、②臼歯の臼で**"にちゃがじっ"**と粉砕し、すりつぶしながら、③**"れ〜ろれろ"**とうまく舌を使って食品を歯に乗せたり、奥舌に送り込んで嚥下へ、という一連の動作からなります（図2）。

では、**"あんぐっ"**と前歯で噛むと、どんなよいことがあるのでしょう（図3）。

表❶　こんにゃくゼリー死亡事故一覧

事故発生年月日	被害者の性別	事故当時の被害者年齢	都道府県
1995年7月	男児	1歳6ヵ月	新潟県
1995年8月	男児	6歳	大阪府
1995年12月	女性	82歳	茨城県
1996年3月	男性	87歳	鳥取県
1996年3月	男性	68歳	静岡県
1996年3月	男児	1歳10ヵ月	長野県
1996年6月	男児	2歳1ヵ月	埼玉県
1996年6月	男児	6歳	茨城県
1999年4月	女性	41歳	東京都
1999年12月	男児	2歳	京都府
2002年7月	女性	80歳	秋田県
2005年8月	女性	87歳	愛知県
2006年5月	男児	4歳	三重県
2006年6月	男性	79歳	兵庫県
2007年3月	男児	7歳	三重県
2007年4月	男児	7歳	長野県
2008年7月	男児	1歳9ヵ月	兵庫県

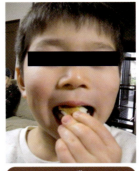 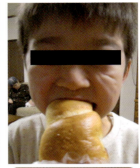

一口ずつ　　　前歯で"あんぐっ"

図❹　前歯でパンを"あんぐっ"

子どもなのです。彼らにはどんな特徴があるのでしょう？

　6、7歳というと、A│Aが脱落し、歯抜けさんの状態です。ストッパーとなる前歯がなく、そのまま上を向いてツルっと吸い込み、処理ができずに窒息してしまったのではないでしょうか（表1）。こんにゃくゼリーがクローズアップされていたため、とくに危険であると思ってしまいますが、パンやその他の食べものでも窒息の危険はあります。"あんぐっ"としっかり噛みちぎることは、喉詰まりや誤嚥、誤飲を防ぐ第一歩です。

2．口輪筋を鍛える

　図4の子どもの口元を見てください。一口ずつちぎって食べている子と、大きな口を開けてパンにむしゃぶりついている子では、口輪筋の動きも違っていますね。口輪筋が鍛えられ、食べものをしっかり捕え、口を閉じて食べられることができ

1．一口量を覚える（量的感覚の学習）

　"あんぐっ"と噛みちぎることで、自身の口の中のキャパシティがわかります。以前、こんにゃくを原料としたゼリーによる喉詰まり、窒息が問題になりました。乳幼児や高齢者が圧倒的に多かったのは、嚥下機能がしっかり獲得できていない、または嚥下機能が衰えているというわかりやすい話です。しかし、次いで多いのが6、7歳の

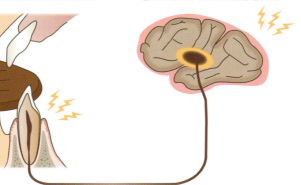

①歯根膜で噛んだ感覚を受け取る　②脳に伝わり次の咀嚼を促す

図❺　歯根膜がセンサーの役割を担う

なければなりません。

3．次の咀嚼を引き出す（歯根膜感覚の学習）

　前歯はとても敏感です。"あんぐっ"とかじる感覚が、歯根膜をセンサーにして脳に伝わり、次の咀嚼を引き出します（図5）。

　たとえば、大きい卵焼きを"あんぐっ"、大きいステーキを"あんぐっ"では、次の咀嚼は違ってきますよね。

"あんぐっ"ができない子を探せ!?

　では、"あんぐっ"ができていない子の口腔内はどんな状態でしょう？　図6のように切縁結節が磨り減らずに残っていたら、"あんぐっ"ができていない動かぬ証拠です。子どもには「給食のパンはどうやって食べてる？"あんぐっ"って食べてる？」と聞くことから始めましょう。

　口腔解剖の教科書に、「切歯には、（発育葉の先

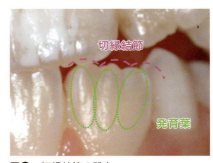

図❻　切縁結節の残存

端の）3つの切縁結節と呼ばれる軽度な弧状の隆起が1列に並んでいる。しかし、萌出後数年で咬耗のため消失する」と記載されています。ですが、来院される子どもの多くに、磨り減っていない状態を認めます。では、そんな子どもたちにはどんな指導をしたらよいでしょうか？

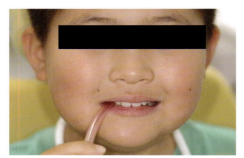

図❼　どこで嚙むかを診る！

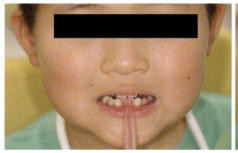 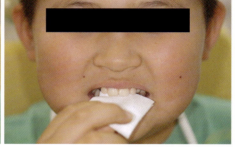

図❽　前歯で"あんぐっ"を教えよう！

よくばりレッスン

1．前歯で"あんぐっ"ってわかる？＝どこで嚙むかを診よう！

　子どもに、「おいしくないけど、キュウリだと思ってかじってくれない？」とゴムチューブを嚙ませます。すると、図❼のように犬歯あたりで嚙む子どもがなんと多いことか……。

2．前歯はココだよ！＝実際に、前歯で"あんぐっ"を教えよう！

　一口大のものばかりを食べていたり、犬歯あたりで嚙みちぎっていた子どもに、急に「前歯で**"あんぐっ"**とやってみよう！」と言っても、理解できないようです。図❽のようにゴムチューブ、あるいは不織布を持たせて┼┼┼で嚙ませ、術者が少しだけピッピッと引っ張り、**"あんぐっ"**の感覚を覚えてもらいます。有名なアニメの主人公が

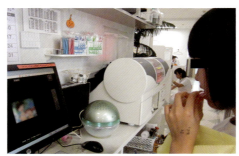

図❾　有名なアニメの主人公がキュウリを前歯で噛みちぎるシーンを見せて真似てもらう

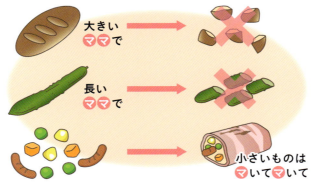

図❿　食形態の基本は、お口を育てる「3つのママ」

キュウリを前歯で"あんぐっ"と噛みちぎるシーンなども見せると、わかりやすいようです（図9）。

3．お母さんもレッスン！（調理形態編）＝養育者にも調理形態の重要性を知らせよう！

　"あんぐっ"と噛むには、それなりの大きさや長さが必要なのはおわかりいただけると思います。具体的に、どのような食形態にすればよいのかを養育者にお話ししましょう（図10）。

【参考文献】
1）宮坂乙美：歯科衛生士だからこそ食育指導．DHstyle，4（51）15-30，2010．

02 小児の食育・口腔機能＆歯科保健指導を学ぼう②

"にちゃがじっ"ってなぁに？

　本章01でもお話ししましたが、よく噛むというと、「硬いものをガシガシ噛まなければならない」と思われる方がたくさんいます。しかし、「咀嚼」を考えると「噛んですりつぶす」とは、「噛みごたえ」のある食べものを意識し、いかにおいしく食べるかではないかと思います。私は、その食べ方を**"にちゃがじっ"**と表現しています。「噛みごたえ」とはどのような噛み方を指すのでしょうか？

　現代人は軟らかい食べものばかりを食べているために顎が小さくなったといわれますが、実際はどうなのでしょうか？　日本大学松戸歯学部の葛西一貴教授の研究では、現代人の顎の骨体最大幅や骨体規定幅は縄文人とさほど変わらないが、歯列幅は現代人のほうが狭いと報告しています（図1）。これは、縄文人の歯がまっすぐ萌出しているのに対し、現代人の歯は舌側傾斜していることを意味します。なぜ違いが現れたのでしょうか？

　図2は、噛み方に違いがあります。チョッピング咀嚼は上下に運動し、現代人に多いとされています。グラインディング咀嚼は上下＋左右に運動し、噛んですりつぶす臼磨運動を指します。現代人は軟らかいものばかりを食べる傾向にあり、噛んですりつぶさなくても飲み込める食事をしていることになります。

　私はよく養育者に子どもの咬筋を触らせ、

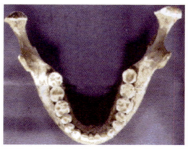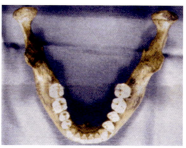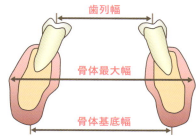

図❶　縄文人（左）と現代人（右）の顎の比較

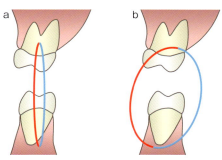

図❷　a：チョッピング咀嚼、b：グラインディング咀嚼

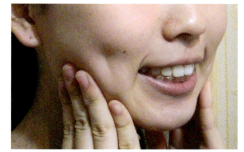

図❸　"ほっぺたの力こぶ"ができる噛み方を指導する

「"ほっぺたの力こぶ"ができる噛み方」をお話ししています（図3）。では、どのような食べものなら、"にちゃがじっ"と食べられるのでしょうか？

食材

　食材は、硬いものよりも、軟らかくても噛みごたえのあるものを紹介しています。食物繊維の多いもの（図4）、弾力性のあるもの（図5）、小魚類（図6）は、昔から日本にある食材のため、日本人の体に合っています。いわゆる、ひらがな食（和食）を見直すとともに、咀嚼も意識したいものです。

調理法

　同じ食材でも、調理法によって噛みごたえは変わります。

1．大きく切る

　大きく切ることで噛む回数が増えます（本章01参照）。

2．加熱する

　肉と魚（タンパク質）は加熱すると、"にちゃがじっ"度がアップします。やりすぎると、パサパサになったり、食感が悪くなったりと味が落ちるので注意が必要です。

3．生のまま

　野菜は、生に近いほど噛みごたえがあります。子どもにたくさん食べてもらうため、食べやすくクタクタに煮てしまう気持ちもわかりますが、煮込む→蒸す→炒める→生の順で噛みごたえが変わります（図7）。親子で加熱したものと生の噛みごたえを比べるのも、食育かもしれません。

4．食材の味を活かす

　しっかり噛んで唾液を出し、食材と混ぜ合わせると、薄味でも食材そのものの旨みを味わえます。

5．和える・混ぜる

　おかずを作る際は、他の食材を混ぜることを意識します。卵焼きに昨夜の煮物を少し混ぜたり、

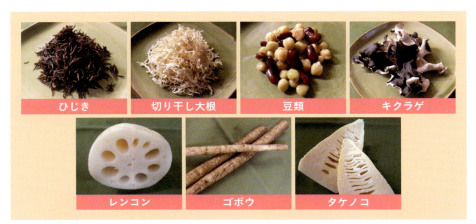

図❹ 食物繊維の多い食材

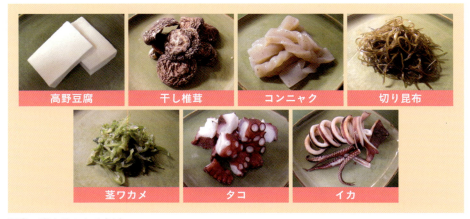

図❺ 弾力性のある食材

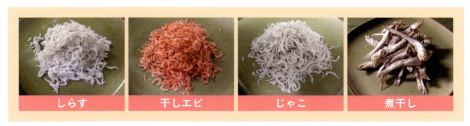

図❻ 小魚類

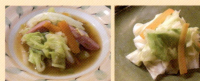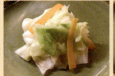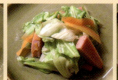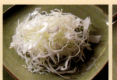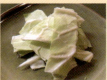

| 煮込む：83回 | 蒸す：110回 | 炒める：118回 | 生（千切り）：141回 | 生（ざく切り）：159回 |

図❼　調理別咀嚼回数（30gのキャベツを調理し、キャベツを食べているときのみ咀嚼回数を計る。千切り以外は2cm幅）

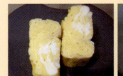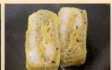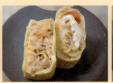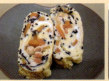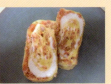

| プレーン：39回 | ちりめんじゃこ：60回 | 切り干し大根の煮物：64回 | ひじきの煮物：65回 | 干しエビ：102回 |

図❽　30gの卵焼きを食べたときの咀嚼回数（プレーン以外に、他の食材を組み合わせた卵焼きの咀嚼回数を計る）

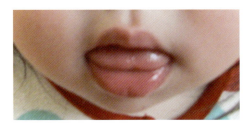

図❾　舌突出

乾物類を入れるだけでも咀嚼回数がアップします（図8）。私はいつも、「これを入れたら噛む回数が増えるかも」と考えながら調理しています。

"れ～ろれろ"ってなあに？

咀嚼は上下の歯で行いますが、食べものを臼歯に運んだり、まとめたり、歯から落ちた食べものをまた歯に乗せるのは舌の役目です。保育園での指導時に給食参観を行うのですが、図9のように安静位で舌が見えてしまう子どもがいます。舌の力がなく、食べ方もおかしいです。舌は使わないと育ちません。養育者には、食卓に「舌を意識す

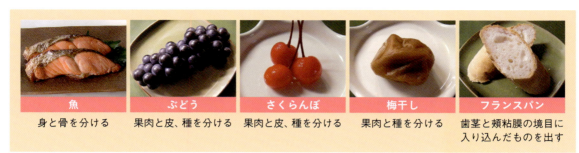

魚	ぶどう	さくらんぼ	梅干し	フランスパン
身と骨を分ける	果肉と皮、種を分ける	果肉と皮、種を分ける	果肉と種を分ける	歯茎と頬粘膜の境目に入り込んだものを出す

図⑩　"れ〜ろれろ"と舌を使う

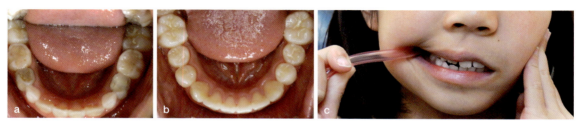

図⑪　舌側傾斜していた $\overline{6|6}$ が訓練により立ってきた。a：訓練前（2009年8月）、b：訓練開始後4年8ヵ月（2014年3月）、c：咀嚼訓練の様子

る食べもの」（図10）を出すことをすすめています（幼児の誤飲に注意してください）。

よくばりレッスン

1．"ほっぺたの力こぶ"ができる噛み方　"にちゃがじっ"を実践しよう！

6番でゴムチューブを噛ませ、上下の歯を合わせただけか、歯科衛生士が確認します（図11）。その後に、弱く咬んだ場合と強く噛んだ場合の咬筋を子ども本人や養育者に触診してもらい、指先が押し返される感覚や太く硬くなった咬筋の存在を理解してもらいます。

2．お母さんもレッスン（調理の工夫編）

みなさんは、"おかあさんはやすめ"（図12）をご存じですか？　子どもたちの好きな食べもので、よく食卓にあがるメニューの語呂合わせです。油を多く使った洋食（カタカナ食）は咀嚼回数も少ないため、食育界では「特別な日の献立」として嫌われがちです。しかし、養育者に噛む回数を意識し、食べものにひと工夫してもらうように指導すれば、洋食でもまったくダメなわけではありません（図13）。

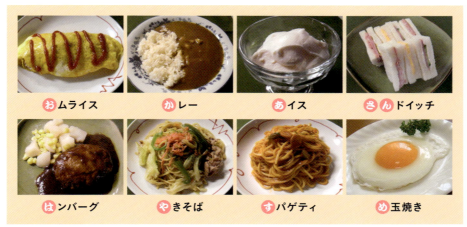

図⓬ "おかあさんはやすめ"は、よく食卓にあがるメニューの語呂合わせ

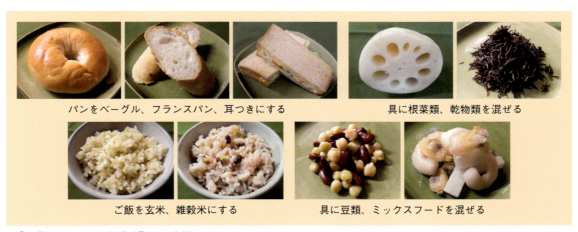

図⓭ "おかあさんはやすめ"の工夫例

3. 親子でレッスン

このひと工夫をするために、旬のものや噛むもの・噛まないものなどの話をしながら子どもと一緒に買いものをするのも大事な食育といえます。

【参考文献】
1) 葛西一貴,根岸慎一:なぜ咀嚼機能を改善する必要があるのか?. デンタルダイヤモンド, 37(2):156-163, 2012.

03 シュガーコントロールによる糖との上手な付き合い方

　シュガーコントロールと聞くと、私たち歯科衛生士にはお馴染みのステファンカーブが頭に浮かびます（図1）。食事時にプラークのpHは5.5以下に低下しますが、唾液の緩衝能によってプラーク中の酸が中和され、pHが上昇することで再石灰化が起き、う蝕の発生が抑えられます。しかし、3食以外におやつなどを頻繁に食べると、う蝕のリスクが高まるのはみなさんもよくご存じでしょう。

　まず最初に、現在の食生活で欠かせなくなっている「甘味料」、そしてう蝕の原因となる「糖質」について考えてみたいと思います。

DHもレッスン！

　「ええっ!?　いきなりレッスン!?」という声が聞こえてきそうですが、さっそく始めます。図2の飴の原材料名を見てください。表側には"キシリトール配合"と表記されています。

Q1 「この飴はう蝕にならないものですか？」と聞かれたら、何と答える？

　DHのみなさんは、う蝕の原因である砂糖や水飴が入ってることに気づいたと思います。いくらキシリトールが95％でも、砂糖が5％入っているとプラークのpHが臨界pHを超え、う蝕を発生させる可能性が出てきてしまいます。

　次に、図3を見てください。"ノンシュガー"と書かれていますが、シュガーレスや無糖など、同じような表示を見ることがあります（**強調表示**）。

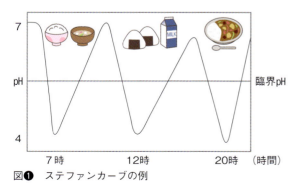

図❶　ステファンカーブの例

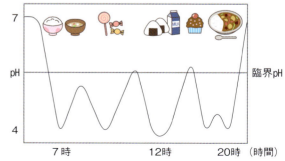

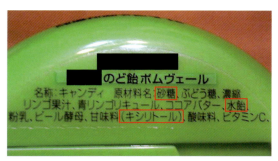

図❷　表側に"キシリトール配合"と記載されている飴

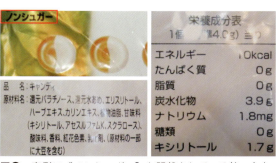

図❸　表側に"ノンシュガー"と記載されている飴。左上：パッケージ、左下：食品表示、右：栄養成分表

Q2　ノンシュガー・シュガーレス・無糖などの表示があれば、う蝕にならない？

　答えは後述しますが、これをセミナーで受講者に尋ねると、みなさん悩まれます。それでは、先に甘味料の分類から復習しましょう。

甘味料の分類

　甘味料には**表1**のような種類があり、う蝕を誘発するものとそうでないものに分かれます。糖質性甘味料はう蝕の原因になる可能性がありますが、糖アルコールや非糖質性甘味料には可能性はありません。では、図3によってう蝕になるかどうかを検証するため、**図4**の空欄を埋めましょう。

①糖類の含有量は、栄養成分表に0gと書かれている。

②甘味料のキシリトールは糖アルコールのため、う蝕にならない。アセスルファムKやスクラロースは非糖質性なので、やはりう蝕にならない。

③原材料の還元パラチノース、還元水飴、エリスリトールも非糖質性のため、う蝕にならない。

　つまり、この飴ではう蝕にならないという結果が出ました。もう一度、原材料名の表示を見てみましょう。よく見ると、"酸味料"という記載があります。これは、食品への酸味の付与や調整に使われる食品添加物で、飴には主にクエン酸が用いられます。酸なので過多の場合は、プラークや唾液のpHが低下してう蝕になる可能性がありますが、適量の場合は唾液の分泌を促進し、pHを低下しにくくすると思われます。

　ちなみに、糖類の強調表示の定義は**図5**です。糖質と糖類を混同しがちなので、参考までにその分類も載せておきます（**図6**）。

　強調表示の対象になっているのは、糖類＝単糖類・二糖類だけですが、三糖類以上の少糖類・多糖類などにもう蝕を発生させる原因があります。なので、先ほどのQ2に対する答えは、<u>強調表示</u>

表❶ 甘味料の分類

甘味料	糖質性	砂糖	—	う蝕になる
		澱粉糖	・グルコース（ぶどう糖） ・フルクトース（果糖） ・異性化糖 ・転化糖 ・マルトース（麦芽糖） ・水飴	
		蜂蜜	—	
		糖アルコール	・マルチトール ・ソルビトール（ソルビット） ・マンニトール（マンニット） ・キシリトール ・エリスリトール ・還元パラチノース ・還元麦芽糖水飴 ・パラチニット	う蝕にならない
	非糖質性	合成系	・サッカリン ・アセスルファムＫ ・スクラロース	
		天然系	・ステビア ・グリチルリチン	
		アミノ酸系	アスパルテーム	

①栄養成分表を見て……
　糖類の含有量は【　　　g】
②甘味料を見て……
　・キシリトールは【　　　】なので、う蝕に【 なる or ならない 】
　・アセスルファムＫやスクラロースは【　　　】なので、
　　う蝕に【 なる or ならない 】
③原材料を見て……
　還元パラチノース、還元水飴、エリスリトールは【　　　】なので、
　う蝕に【 なる or ならない 】

図❹ う蝕になるかどうかを検証する

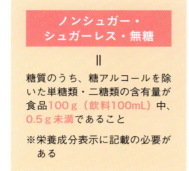

図❺　糖類の強調表示の定義

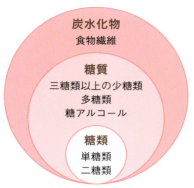

図❻　炭水化物、糖質、糖類の関係

図❼　表側に"砂糖不使用"と記載されている飴

や成分表示を見てもう蝕になるかどうかは判定できず、食品全体で評価しなければならないとなります。

　同じような甘味料の表示に、"砂糖不使用"という記載がありますが、これは強調表示の3つとは異なり、"食品を加工する段階でショ糖（砂糖）を使用していない"ということです。ショ糖を含んでいないわけではなく、加工時に砂糖を使わなくても、食品本来の成分としてショ糖を含んでいる場合があります（図7）。

　実際に、強調表示や砂糖不使用の表示がある飴の製造会社4社に「これらの食品はう蝕予防を考えて作っているのか？」と問い合わせたところ、「そのような目的で製造していない」という回答をもらいました。これでは消費者は混乱してしまいます。歯科医療従事者が十分に理解し、患者さ

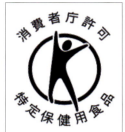 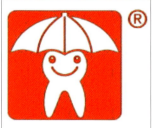

図❽　食品全体でテストを行っていることを明示しているマーク。左：特定保健用食品（トクホ）、右：歯に信頼マーク

表❷　特定保健用食品（トクホ）の表示の一例

これまでに認められている主な保健の効果の表示内容

表示内容	保健機能成分（関与成分）
う蝕の原因になりにくい食品	マルチトール、パラチノース、茶ポリフェノール、還元パラチノース、エリスリトール、カゼインホスホペプチド―非結晶リン酸カルシウム複合体
歯の健康維持に役立つ食品	キシリトール、マルチトール、リン酸―水素カルシウム、フクロノリ抽出物（フノラン）、還元パラチノース、第二リン酸カルシウム

あるトクホ食品の表示例

許可表示	初期う蝕は、脱灰から始まります。本品は、リン酸化オリゴ糖カルシウムを配合しているので、カルシウムイオンが歯に浸透して脱灰部位が再石灰化と再結晶化しやすい口腔環境に整え、丈夫で健康な歯を保ちます
関与成分	リン酸化オリゴ糖カルシウム（POs-Ca）
1日摂取目安量	1回に2粒を20分噛み、1日3回を目安にお召しあがりください
摂取上の注意	一度に多量を食べると、体質によりお腹がゆるくなる場合があります

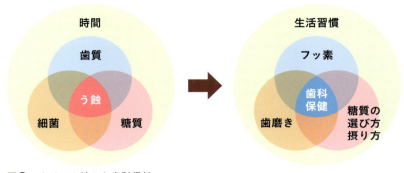

図❾　カイスの輪から歯科保健

んにしっかり指導しなければなりません。安易に「シュガーレスならう蝕になりません」などと発言するのは考えものです。

「トクホ」と「歯に信頼マーク」

歯科でも、キシリトールのガムやタブレットを積極的にすすめている医院があります。どうしたら患者さんにう蝕にならない食品を知ってもらえるのでしょうか。食品全体のテストを行っているのは、厚生省が行っている「特定保健用食品（トクホ）」と、トゥースフレンドリー協会が認定した「歯に信頼マーク」のついた食品だけです（図8）。

「トクホ」は、健康増進法第26条第1項の規定に基づき、消費者庁が個別の食品ごとに保健の用途に関する科学的根拠を審査し、認められれば表示することができます。う蝕予防、う蝕にならない食品となると、歯科に関する表示がないと意味がありません。表2は、表示の一例です。

一方、トゥースフレンドリー協会の「歯に信頼マーク」は、食後30分以内にプラークのpHが5.7以下にならない商品につけることができます。歯はpH 5.5以下になると溶け出し、う蝕の原因になります。トゥースフレンドリー協会では、pH 5.7より下に下がらないという厳しい基準を採用し、う蝕になる危険ゾーンにならないお菓子を認定しています。

これらのマークを知っていると、説明もしやすいです。ただ、養育者が子どもをう蝕にさせたくない一心で、このような食品ばかりを食べさせるのは無理がありますし、現実的ではありません。シュガーコントロールは大事ですが、それだけに囚われず、う蝕になる原因とそれぞれの指導もしっかり行わなければなりません（図9）。

【参考文献】
1) 山田 正：むし歯は食生活習慣病. 2003. http://www.toothfriendly-sweets.jp/shika_news_2.html
2) 消費者庁：http://www.caa.go.jp/

04 シュガーコントロールによる心と身体への影響

みなさんの医院では、「うちの子は味のない飲みものが飲めなくて、清涼飲料水ばかり飲むんです」、「お菓子ばかりを食べ、きちんと食事してくれないんです」という話を聞くことはありませんか？　保険診療が中心の医院では、“歯と口の健康管理の指導説明書”（**図１**）を発行し、初診の場合は食生活について記入してもらうと思います。

水の代わりに清涼飲料水を摂取したり、お菓子の摂取が多い子どもに、“う蝕になりやすいお菓子、なりにくいお菓子”を指導するだけでよいのでしょうか？　昔のように食べものを得るのに苦労した時代と違い、よきにつけ悪しきにつけ、現代

歯と口の健康管理

お名前　　　　　　様　　　　　　　　　　　　年　　月　　日

次のことについてお伺いします（□に☑又は該当するものに○を）

1　歯磨きについて…いつは磨きをしますか？　□起床後　□食後（朝・昼・夕）　□就寝前
　使用器具は？……□歯ブラシ　□歯間ブラシ　□糸ようじ　□１本ブラシ

2　食生活習慣
　習慣的飲料　□なし　□あり（　　　　　　　　）
　間食の摂り方　□不規則　□規則正しい　□あまりしない

●歯磨きについて
□歯垢　□歯石　□歯肉の炎症
□寝かせ磨きをしましょう　（上はずり上げ磨き）
□仕上げ用, 本人用の歯ブラシは分ける　□歯ブラシは水で濡らさない
□６歳臼歯は横からブラシを入れる　□糸ようじの使用
□順番を決めて　□もう少し時間をかけて　□鏡を見て
●フッ素について
□３ヵ月に一度フッ素の塗布　□フッ素入り歯磨剤の使用
□スプレータイプのフッ素の使用　□フッ素洗口剤の使用
●お口の機能について
□お口を閉じるようにしましょう　□前歯を使う食事をしましょう

●●歯科　担当歯科医師　　　　担当歯科衛生士

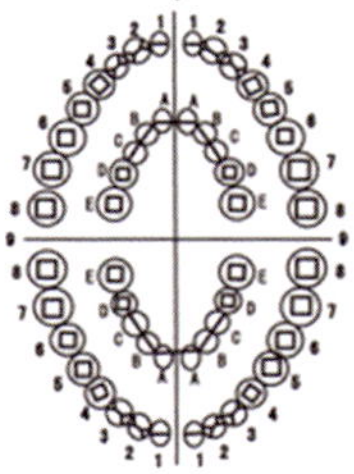

図❶　歯と口の健康管理指導説明書

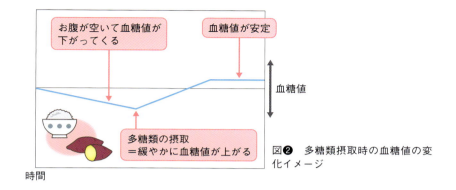

図❷ 多糖類摂取時の血糖値の変化イメージ

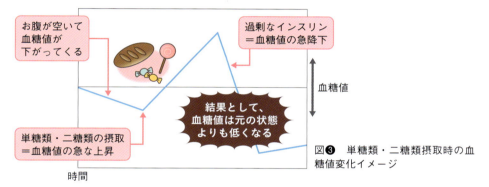

図❸ 単糖類・二糖類摂取時の血糖値変化イメージ

ではいつでもどこででも食べものが手に入ります。

　砂糖がどっさり入った飲食物を子ども自身が簡単に手に入れられる今、歯科衛生士ができることとは何でしょう？　糖質の摂り方次第で、心や身体にまで影響が出てしまうことを伝えていかなければなりません。

機能性低血糖症

　機能性低血糖症については、いまだ生化学的に議論の余地があり、解明されていないこともありますが、食生活の偏り・ストレスなどによって血糖値のコントロールを不安定にし、さまざまな精神的・身体的な症状を引き起こします。

　お腹が空いたときにでんぷん質の多糖類（米・豆類・芋類）を摂取すると、消化に時間がかかるため、図❷のように血糖値は急上昇せず、その後の変動も穏やかです。一方で、単糖類・二糖類（とくに精製された白砂糖）を摂取すると、図❸のよ

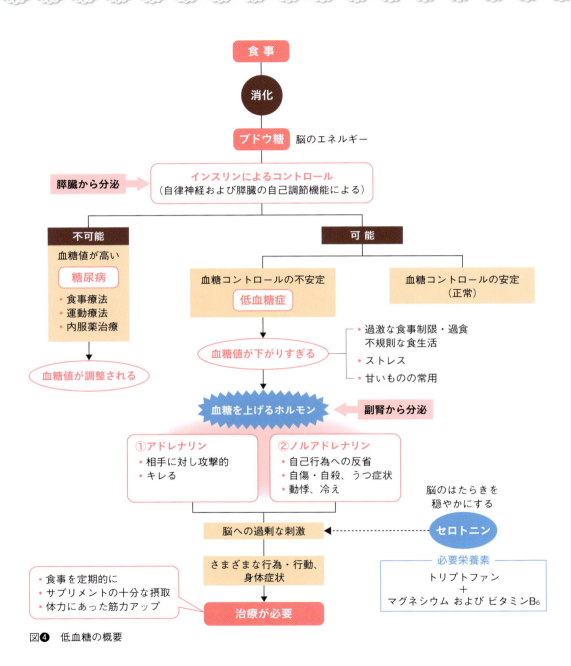

図❹ 低血糖の概要

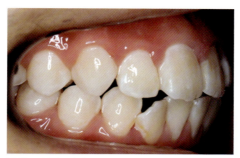

図❺　白濁した歯

うに血糖値が急上昇し、その後も安定せず、逆に元の血糖値より下がってしまいます。

　食事を摂ると、糖質は口（唾液）や胃（胃液）などで消化、小腸で吸収されると、一度肝臓を通った後に血液中の細胞に行き渡ります。細胞はミトコンドリアを使い、ブドウ糖と酸素を反応させてエネルギーとして利用します。このエネルギーは、膵臓から分泌されるインスリンの助けを借り、初めて燃料として役目を果たします。インスリンによってコントロールができていれば、血糖値は常に一定の範囲に保たれているはずですが、コントロールができないと、血糖値が高いところで変動する"糖尿病"になってしまいます。

　血糖のコントロールが不安定な場合、低血糖症といわれる、血糖値が下がりすぎの状態に陥ります（いろいろな原因が絡み合って起こっているといわれていますが、過激な食事制限や過食、不規則な食生活、ストレス、甘いものの常用などが代表的）。下がりすぎた血糖値を上げるため、副腎からアドレナリンとノルアドレナリンというホルモンが分泌されます。いまの子どもたちが「キレやすい」といわれるのは、この食原性の低血糖によって血糖値が下がり、攻撃的な状況を作るホルモンが影響しているのも原因の一つと考えられています（図4）。

　ですから、スポーツドリンクや清涼飲料水を常用している子ども、歯頸部が白濁の初期う蝕だらけの子ども（図5）には、カリエスリスクだけではなく、低血糖症の機序も紹介しています。

　では、ここでDHにレッスン！

Q 糖類の常用により、血糖値のコントロールが不安定になりますが、非糖質性の人工甘味料なら問題はないのでしょうか？

人工甘味料について考える

　本章03では、甘味料に関する表示から"糖質性"、

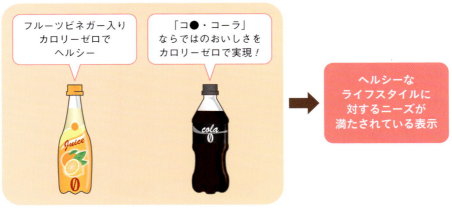

図❻　カロリーゼロ表示の食品

"非糖質性"ついて勉強しましたが、本章03では人工甘味料が心と身体に与える影響についてお話ししています。歯科衛生士のなかにも、人工甘味料を用いたカロリーゼロ表示の食品をダイエット目的で利用している人が多いかもしれません。

人工甘味料とは、天然には存在しない人工的に合成した甘味料です。もともとは"糖類摂取制限のある人のみ"に利用されていましたが、その後、低価格で高甘味が得られる砂糖代替甘味料が登場してきました。現代の食の問題点として、糖質の過剰摂取が問題視されています。たとえば、人工甘味料を用いたカロリーゼロ表示の食品が、ヘルシーであるかのように販売されています（図❻）。

果たして、人工甘味料が私たちに与える影響はどのようなものがあるのでしょう？

1．人工甘味料の糖代謝への影響

本来、人工甘味料は糖代謝に影響がないといわれていますが、「ヒトの場合、人工甘味料（スクラロース）を飲んだほうが水を飲んだときよりも血糖値のピークが高くなる」という研究報告がありました。カロリーゼロの人工甘味料がインスリンと血糖に影響し、この状況が継続されるとⅡ型糖尿病へと進行するという考え方があります。

一方、人工甘味料の習慣的な摂取による体重増加や代謝異常などは、人工甘味料そのものの影響ではなく、摂取に伴う食行動の変化が反映されたとする考え方もあり、今後の人工甘味料に関するエビデンスが待たれている状況です。

2．味覚の鈍化

以下に挙げる代表的な人工甘味料は、砂糖と比

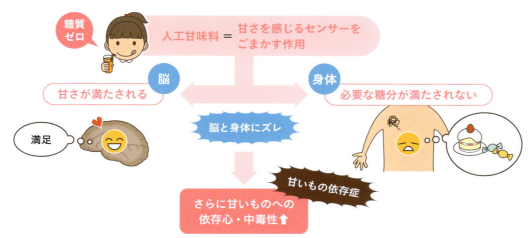

図❼　脳と身体のズレから生じる甘味依存症

べてかなり甘味が強くなっています。
- アスパルテーム：160〜220倍
- アセスルファムＫ：200倍
- スクラロース：600倍

　甘味度の高い人工甘味料は、そのまま砂糖と同じ量では使用しません。ですが、味覚は刺激に慣れやすいため、甘味の強いものを常用すると味を感知する味蕾の機能が鈍化し、さらに強い甘味を求めるようになります。

3．甘味依存症

　甘味料がすべて人工甘味料のカロリーゼロ表示の食品が、まるで肥満を防止するように捉えられています。人工甘味料を摂取すると、脳は甘さを感知して満足します。しかし、身体には糖分が入ってこないため、結果として脳と身体にズレが生じ、もっと甘いものが食べたいと依存心や中毒性が出てきます（図7）。

　なので、先ほどのQに対する答えは、<u>非糖質性の人工甘味料は非う蝕性の点ではよいかもしれません。しかし、常用によってかえって肥満や糖尿病のリスクを抱える可能性もあるので、注意が必要であること</u>を私たち歯科衛生士も知っておかなければなりません。

【参考文献】
1）柏崎良子：低血糖症と精神疾患治療の手引き—心身を損なう血糖やホルモンの異常等の栄養医学的治療．ヨーゼフ，千葉，2014．
2）大西睦子：カロリーゼロにだまされるな—本当は怖い人工甘味料の裏側．ダイヤモンド社，東京，2013．
3）柏原ゆきよ：お腹からやせる食べ方．講談社，東京，2013．
4）斎藤雅文，堀由美子，中島 啓：人工甘味料と糖代謝—2000年以降の臨床研究から—．日本栄養・食糧学会誌，66（2）：69-75，2013．

05 歯科から考える食中毒予防

食中毒ってなぁに？

　食中毒の原因となる細菌が付着した食品や、有毒・有害な物質が含まれた食品を食べることで、下痢や嘔吐、腹痛、発熱などの健康被害が起こります。以下の食中毒予防の3原則（図1）をご存じの方も多いと思います。

①細菌やウイルスを「付けない」
　手・食材・食器・調理器具はしっかり洗うこと。
②細菌やウイルスを「増やさない」
　冷蔵庫や冷凍庫に入っていれば安心と思っていませんか？
③細菌やウイルスを「やっつける」
　加熱調理が必要な食品はしっかりと加熱し、調理済みの食品も再加熱してから食べること。

　これらの予防はとても大事です。私たち歯科医療従事者は、歯科から考える食中毒予防を伝えていかなければなりません。食中毒を予防する方法として、以下のことが重要です。

・しっかりと咀嚼すること
・食事中に水分を摂らないこと

胃液の力

　1つ目の「しっかり咀嚼すること」と食中毒予防には、どのような関係があるのでしょうか？食物は、咀嚼後に食道を通り、胃に運ばれます。口腔内に食物が入ったときから消化が始まります。消化は3種類に分かれます（表1）。物理的消化

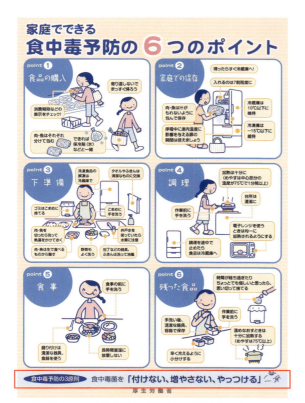

図❶　食中毒予防の3原則（参考文献[1]より転載）

表❶　消化の種類

消化の種類	食物に起こる変化	特徴
物理的変化	機械的な細分化	咀嚼、蠕動運動
化学的消化	消化酵素による分解	唾液、胃液、膵臓　など
生物学的消化	腸内細菌による分解	便形成

脳相
食物の臭覚や味覚刺激、また条件反射により、迷走神経が刺激されて胃液（塩酸とペプシノーゲン）の分泌が促進される

↓

胃相
咀嚼された食べものが胃に入ると、その物理的刺激で胃液の分泌が亢進される。また、消化酵素による化学的刺激でさらに胃液の分泌は亢進する。このときの塩酸の分泌量は、基礎分泌量の10〜20倍に増加する

↓

腸相
食物が十二指腸に入ると腸相が働き始める

図❷　摂食時における胃液分泌調節

では、咀嚼によって食べものを細かくすることが消化の始まりとなっています。同時に、化学的消化として、唾液中のアミラーゼなどの消化酵素が混ざることでさらに消化が進みます。そして、食物が胃へ到達します。胃には胃液という強酸性の消化液があり、消化の役目はもちろん、食べものと一緒に入ってきた細菌やウイルスを殺菌する働きがあるのは、みなさんももうご存じでしょう。

　摂食時における胃液分泌調節は、脳相、胃相、腸相の３つで行われます（図２）。殺菌力に優れた胃液が分泌促進される環境にあるにもかかわらず、細菌が胃で殺菌されず、食中毒を起こしてしまうのはなぜでしょうか？　集団食中毒が発生した場合、食品自体に問題があるのはもちろんですが、同じものを食べていても食中毒になる人とならない人、重篤な症状が現れる人と軽度ですむ人がいます。個人差・個体差といってしまえばそれまでですが、性差や年齢差、そのときの体調により、影響に差が出ることは当然考えられます。

　実は、咀嚼回数が少ないまま嚥下していることが関係しているのではないでしょうか？　図３を見ると、咀嚼回数が少ないと食物が大きいまま胃に入るので、胃液の触れる面積が少なくなります。また、食塊が大きければ中心部まで胃液が行き渡らず、細菌が腸まで運ばれてしまうこともわかります。

　一方、しっかり"にちゃがじっ"と何回も咀嚼すると、図４のように粉砕された食物が胃液にたくさん触れ、噛む回数が少ないときよりも胃液の殺菌効果が最大限に引き出されます。

流し込み食べ

　では、２つ目の「食事中に水分を摂らないこと」について考えてみましょう。

　実際に、臨床の場で唐突に食中毒予防と食事中

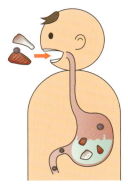

図❸　咀嚼回数が少ない

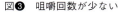

図❹　しっかりと咀嚼することで、胃液と触れる面積が大きくなる

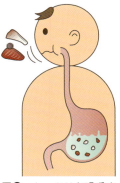

図❺　当院で使用している生活習慣問診票（一部抜粋）

に水分を摂らないという話をすると、養育者も「突然どうしたのだろう？」と思ってしまいます。当院では、口腔機能に問題があり、口腔筋機能訓練や矯正治療を行う子どもたちに、事前に生活習慣の問診をすることがあります（図5）。その問診票中に、「食卓に飲みものがあり、飲みながら食事をする」かについての設問があります。「はい」に○をつける家庭もあり、多くの子どもが水分を利用して食物を"流し込み食べ"をしているようです。

　"流し込み食べ"は、なぜしてはいけないのでしょうか？　それは、咀嚼回数が少なくても、水の力を借りるために食物を嚥下できてしまいます。また、"流し込み食べ"をすると胃液が薄まり、殺菌力が弱まります。しかも、胃液も薄まるため、消化時間を要し、消化能力が弱まります（図6、7）。

　では、図8を見てください。私は保育園・幼稚園・小学校などにも保健指導に行きますが、できるだけ給食参観をさせてもらうようにしています。この園児は、私が保健指導に行っている保育園のお子さんです。ご飯を食べるのにお茶とお吸いもので"流し込み食べ"をしてしまい、おかずの肉と野菜の細切り炒めが食べにくく、困っているところです。こういったことがないよう、「お母さん（先生）、しっかり噛むと唾液がいっぱい出て、お茶やお水を必要とせずに飲み込めますから、食事中に水分を用意しないでくださいね」と言える歯科衛生士になりましょう。

　それから、あなた自身は食事中に水分の力を借り、"流し込み食べ"（図9）をしていませんか!?

お茶を飲むのはマナー違反？

　和食を食べるときにお茶を飲むことがマナー違反であることはご存じですか？　私が以前通っていた茶道教室の先生からその理由について、以下

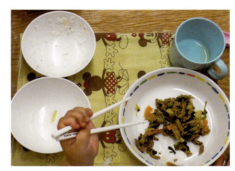

図❻ 胃液が薄まっていないとき

図❼ 胃液が薄まっているとき

図❽ "流し込み食べ"をする園児

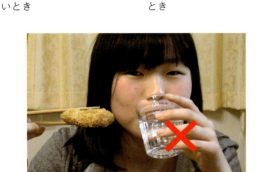

図❾ "流し込み食べ"を自分自身もしていない？

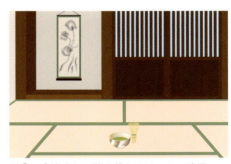

図❿ 食事中にお茶を飲むのはマナー違反

のように教わりました。
- 食べものと水分を一緒に摂ると、その食材本来の味が薄まってしまう
- お茶の渋み成分が口腔内に残るため、旨味を損ねてしまう

　もともと茶事では、後から濃茶・薄茶をおいしくいただくため、腹ごなしの簡単な食事である「懐石料理」が先にあるといわれ、食事中にお茶は飲みません（図10）。茶席でお菓子を食べたり、食事の途中でお茶を飲むことは、「あなたの点てたお茶はまずい」という意味になるそうです。

【参考文献】
1) 厚生労働省ホームページ．http://www.mhlw.go.jp/
2) 日本食品衛生協会（編）：食中毒予防必携 第3版．日本食品衛生協会，東京，2013．
3) 穂苅 茂，長谷川正博，小山岩雄：超入門生化学・栄養学．照林社，東京，2006．
4) 岡崎好秀：ふしぎ・ふしぎ 噛むことと健康 パートⅡ．デンタルエコー．
5) リブロ・サイエンス：共用試験対策シリーズ 第4巻 消化管．東京，2007．

06 水分摂取時に本当に必要なものは？

　熱中症対策として、スポーツドリンクやイオン飲料を飲むことが推奨されていますが、果たしてそれは正しいのでしょうか？　身体が水分を欲しているとき、何を飲むべきかを検証していきます。

　基本的な水分摂取や喉の渇きは、お茶や水で十分です。養育者のなかには、「お茶や水だけでは不十分なのでは？」と心配される方がいます。しかし、実際にそうだとしたら、糖分の多いコーヒーや紅茶、清涼飲料水ばかりを飲んでいたり（図1）、食事もインスタント食品やコンビニ弁当、外食が多いなど、普段から本来摂取すべき栄養が足りていないからかもしれません。まず、食生活の見直し（図2）が必要なのではないでしょうか？

スポーツドリンクの罠？

　大量に汗をかいたときはナトリウムを、重症の

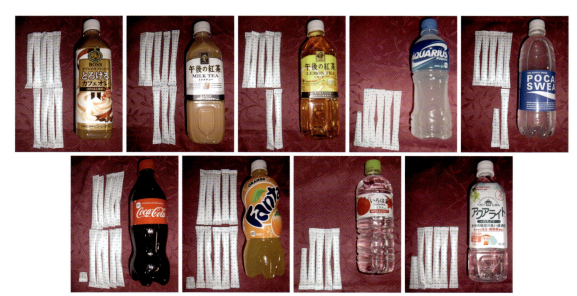

図❶　糖分の多い飲料水。スティックシュガー1本で砂糖5g

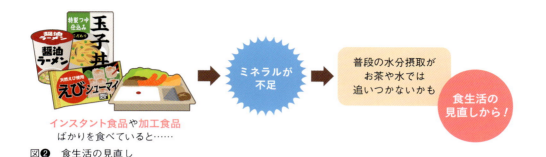

図❷　食生活の見直し

下痢・嘔吐時にはナトリウムやカリウムなどの電解質の適正な補給が不可欠です。その際によくすすめられるのがスポーツドリンクです。TVでも、このような内容のCMが盛んに放映されていますね。実際に、スポーツドリンクは身体の水分補給に役に立っているのでしょうか？

図3を見ると、スポーツドリンクは蒸留水や生食よりも吸収率が悪く、適度な水分や電解質の補給が難しいのがわかります。では、私たちは何を飲めばよいのでしょうか？

図❸　小腸における各飲料の吸収率（参考文献[2]）より引用改変。本図は岡崎好秀先生のご厚意による）

経口補水液

身体が水分や電解質を摂取する際、点滴の代わりに口から摂取する飲料を経口補水液（Oral Rehydration Solution：ORS）といいます。

● **糖質**

経口補水液の成分の基本はブドウ糖2％です。これは、水分や電解質にとって点滴に近い吸収効果があります。しかし、スポーツドリンクは口当たりのよさ、飲みやすさのために糖質を2〜3倍濃くしており、また本来必要であるブドウ糖ではなく、砂糖や異性化糖を使用しています。ブドウ糖・砂糖・異性化糖のそれぞれの特徴は、図4のとおりです。病的脱水時には、この濃すぎる糖質が水分補給の邪魔となり、吸収が悪くなります。

● **電解質（ナトリウム、カリウム）**

経口補水液のナトリウム濃度は75mmol/L、カリウム濃度は20mmol/Lです。電解質により、

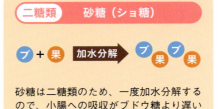

単糖類	ブドウ糖
糖の細小の分子。すぐに吸収される。甘味度は砂糖より低い	

二糖類	砂糖（ショ糖）
砂糖は二糖類のため、一度加水分解するので、小腸への吸収がブドウ糖より遅い	

異性化糖（ブドウ糖果糖液糖・果糖ブドウ糖液糖）

でんぷんを加水分解して得られたブドウ糖の一部を酵素などで果糖に変えた（異性化）もの。血糖が上がりやすく、すぐ太りやすいといわれる。甘味度は砂糖と変わらないが安価なため、大量消費しやすい

図❹　ブドウ糖・砂糖（ショ糖）・異性化糖

胃から小腸への排出および小腸から血管内への吸収がすみやかに行われます。

　では、ここで DH にレッスン！　これはよく臨床の場で聞かれることなので、しっかり答えられるようにしておきましょう。

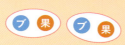 **スポーツドリンクが糖質を2～3倍濃くしているなら、2～3倍薄めればよいのですか？**

　甘すぎる糖質を薄めればよい気がしますが、身体が欲しているのは糖質だけでなく、電解質の濃度も重要であることがわかりました。一般のスポーツドリンクの電解質は低濃度（**表1**）なので、スポーツドリンクを薄めて飲むことは、糖質の濃度だけを考えれば吸収しやすくなるかもしれません。しかし、もともと低濃度である電解質をさらに濃度不足にしてしまい、身体への吸収が悪くなるため、おすすめしません。

　スポーツドリンクの多用摂取により、電解質の低濃度に起因する低ナトリウム血症から水中毒を引き起こす危険もあります。とくに乳幼児はその危険性が高いため、注意が必要です。

市販の経口補水液

　市販の経口補水液では、「OS-1」（大塚製薬工場）が代表的です。私が経口補水液について調べ始めたときは、調剤薬局でも限定されたところでしか販売されておらず、入手が困難だったため、勤務する歯科医院で説明書を見せながら販売していました（大塚製薬工場より、「歯科医師・歯科衛生

表❶ 各飲料の組成

種類	製品名等	発売元	分類	Na⁻(mmol/L)	K⁻(mmol/L)	炭水化物(g/dL)	浸透圧(mOsm/L)
ORS（WHO、AAP、SPGHAN の推奨組成）	ソリタ-T顆粒2号	陽進堂	医薬品	60	20	3.3	254
	OS-1	大塚製薬工場	特別用途食品	50	20	2.5	270
	WHO-ORS（2002年）	―	本邦未発売	75	20	1.35	245
	アクアサポート	明治	一般食品	50	20	2.3	252
推奨組成よりNa⁻が低いORS	アクアライトORS	和光堂	特別用途食品	35	20	5.0	200
	ソリタ-T顆粒3号	陽進堂	医薬品	35	20	3.3	204
	アクアソリタ	味の素		35	20	1.8	175
乳幼児用イオン飲料	アクアライト	和光堂		30	20	5.5	260
	アクアサーナ	森永乳業		25	20	4.2	285
スポーツ飲料	アクエリアス	日本コカコーラ	一般食品	15	2	4.7	281
	ポカリスエット	大塚製薬		21	5	6.2	324
炭酸飲料	コカコーラ	日本コカコーラ		1.6	―	11.2	650
果実飲料	アップルジュース	―		0.4	44	12	730
	オレンジジュース	―		0～4.3	53	11	612
	レモン果汁（生）	―		0.9	25.6	8.6	664
お茶	番茶	―		0	5	0	―
母乳	―	―	その他	6.5	12.3	7.2	―

士が説明・販売することは問題ない"と回答をいただいていました）。現在では、CMなどによって周知されるようになりましたが、OS-1もたくさん飲用すればよいわけではありません。

歯科医院ですすめる際も、OS-1は"特別用途食品 個別評価型病者用食品"であり、添付書類をよく読むように話さなければなりません(**図5**)。私は、セミナーなどの場にOS-1を持参し、受講

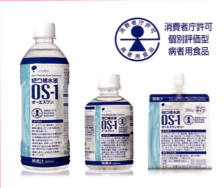

図❺　OS-1（大塚製薬工場 HP より引用改変）

者に試飲してもらっていますが、試飲後はみなさん一様に「まずい、薄めたスポーツドリンクみたい」と言い、よい感想は得られません。そもそもOS-1は、脱水や発汗などの状態に合わせて作られたものなので、不要時はおいしく感じられなくて当然です。このあたりも、甘くて口当たりのよいスポーツドリンクなどと違い、常飲する癖がつかないようにするためには、よい部分と思われます。

　その他に、和光堂からは「アクアライト」、明治からは「アクアサポート」などが発売されています。イオンのオリジナルブランドであるトップバリュからも経口補水液が発売されています。とても安価ですが、ブドウ糖ではなく異性化糖を使用しているため、経口補水液という名称がついていても注意が必要です（図6）。また、図7のような消費者を注目させる商品名の飲料にも注意が必要です。これは塩分補給のみで、糖分は入っていません。

手作りの経口補水液

　OS-1などの経口補水液を購入するとなると、500mL 入りでスポーツドリンクの倍近い値段で

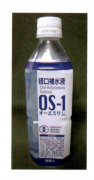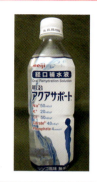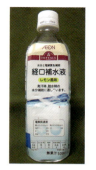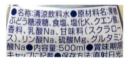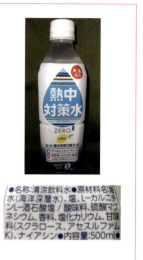

図❻　経口補水液の栄養表示

図❼　注意が必要な飲料

あること、また口当たりをよくするため、人工甘味料（スクラロース）が添加されていることに躊躇される方もいると思います。しかし、実は経口補水液は家庭で作ることもできるのです（図8）。

　私たち歯科衛生士は、むし歯予防の観点からスポーツドリンクやジュース類を敵視していますが、「水分摂取のために本当に必要なものは何か？」、「それはなぜか？」をしっかり説明できるようにしたいものです。

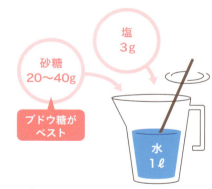

図❽　計量器で測定し、経口補水液を作る

【参考文献】

1）谷口英喜：経口補水療法．日本生気象学会雑誌，52（4）：151-164，2015．
2）金子一成：小児の脱水症に対する経口補水療法．週刊日本医事新報，東京，2008．

---- 謝 辞 ----

本項の執筆にあたり、資料をご提供いただいた岡崎好秀先生、豊田裕章先生に心より感謝申し上げます。

07　栄養バランスのとれた食生活を目指そう

　本項からは、子どもの食事やおやつに関する話をしたいと思います。よくセミナーや講演先で、"よいおやつ、悪いおやつの分類"について質問されます。私も卒後間もないころは、「むし歯になりやすいおやつかどうかで判断する」とお話ししていた気がします。しかし、これからは、子どもの心や身体、そして口腔機能を育てるための食事を考えなければならないのではないでしょうか。

　当院では、普段の食生活を把握するために食事アンケートをしています（図1）。

水分

　本章06でもお話ししましたが、水分摂取の基本はお茶と水です。飲料でカロリーを摂ってしまうと、肝心の食事時に食べてほしいものが食べられなくなります。

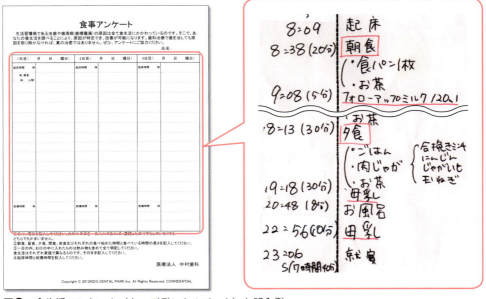

図❶　食生活アンケート（キッズデンタルパーク）と記入例

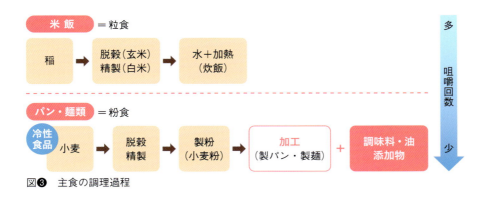

図❷　学校における米飯給食の推進（平成21年3月31日付の文部科学省スポーツ・青少年局長通知より一部抜粋）

図❸　主食の調理過程

主食

　現代の日本は、食べものが選び放題です。主食ひとつとっても、米飯、パン、うどんやそば、パスタといった麺類などがあります。「自分の食べたいものを好きに食べればよいのでは？」と言ってしまえばそれまでですが、日本人の身体に最も合う主食は米飯ではないでしょうか。

　農林水産省では、「米飯学校給食は、味覚を育む子どもたちに米を中心とした『日本型食生活』の普及・定着を図るうえで重要」とし、文部科学省も農林水産省と連携し、米飯学校給食をいっそう普及・推進するとしています（図2）。

　また図3を見ると、米飯は、精製した米に水を足して加熱するだけなので安全性が高いです。一方、小麦で作られたパンや麺類などの主食は、製

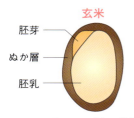

図❹ 精米の種類

表❶ 炊飯時の栄養比較（五訂日本食品標準成分表より引用改変）

精米の種類	エネルギー量	蛋白質	Ca	P	VB$_1$	食物繊維
玄米	165	2.8 g	95mg	130mg	0.16mg	1.4 g
五分搗き	167	2.7 g	43mg	53mg	0.08mg	0.8 g
七分搗き	168	2.6 g	35mg	44mg	0.06mg	0.5 g
胚芽米	167	2.7 g	51mg	68mg	0.08mg	0.8 g
精白米	168	2.5 g	29mg	34mg	0.02mg	0.3 g

（Ca：カルシウム、P：リン、VB$_1$：ビタミンB$_1$）

粉後の加工の段階で調味料や添加物が入りやすいのです。食べるなとは言いませんが、知っておくと何を選んだらよいかがわかってくると思います。

米飯には種類があり、玄米や白米は馴染みがあると思います。図4のように、ぬか層をどれだけ取り除いたかによって決まる"分搗き米"、また雑穀と合わせて炊く"雑穀米"があります。玄米に近いほど栄養価は高くなるのですが（表1）、玄米は消化が悪いため、食べにくいという方もいます。忙しい朝、玄米をろくに噛まずに食べるくらいなら、白米に雑穀米を混ぜて食べるほうがよいかもしれません。家族全員が無理なく継続して食べられるものを選びましょう。

余談ですが、おとみん家には玄米が苦手な家族がいるので、家庭用精米機を購入し、毎日精米して分搗き米を食べています。米屋で玄米の購入時に希望すると、分搗き米にしてくれるところもあります。ただ、玄米や白米は常温で長期保存できますが、分搗き米は傷みが早いので、搗いたら冷蔵庫に保存して早めに消費します。

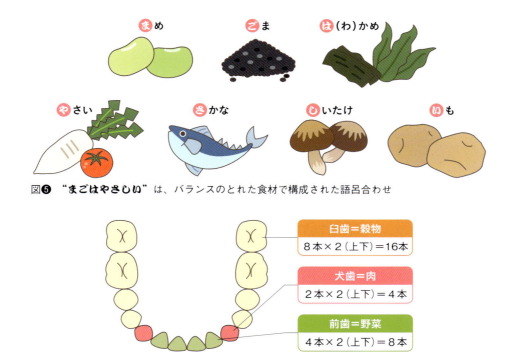

図❺ "まごはやさしい"は、バランスのとれた食材で構成された語呂合わせ

図❻ バランス食の目安

副食

　これは本章02とリンクしていますが、**"にちゃがじっ"**と噛むことを意識できる野菜や海草、いも類、魚介類を中心に摂りたいものです。バランスのとれた食材で構成された語呂合わせに**"まごはやさしい"**があります（図5）。養育者が何を食べさせたらよいか悩んだとき、意識してもらうとよいでしょう。

　バランスのとれた食事でもう1つ思い出してほしいのが、歯科にとっても重要な"歯の形態と食べもの"です。ヒトには、前歯・犬歯・臼歯があります。前歯で**"あんぐっ"**と野菜を噛みちぎり、犬歯で肉を裂き、臼歯で**"にちゃがじっ"**と穀物を磨りつぶします。ヒトの歯数は、前歯8本、犬歯4本、臼歯16本（現代人は智歯がない場合が多いため、16本とします）、歯数の比率は、前歯：犬歯：臼歯＝2：1：4です。これを食べものの比率に当てはめると、前歯：犬歯：臼歯＝野菜2：肉1：穀物4となります（図6）。これは、明治

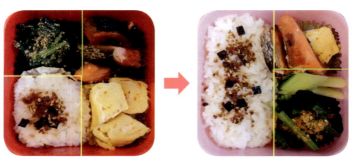

図❼　バランスがとれているかを比較する

主食、主菜、副菜を基本に、食事のバランスを。
（食生活指針の実践のために）
・多様な食品を組み合わせましょう。
・調理方法が偏らないようにしましょう。
・手作りと外食や加工食品・調理食品を上手に組み合わせましょう。

図❽　食生活指針（厚生労働省HPより一部抜粋）

時代に「体育智育才育は即ち食育なり」と、日本で初めて"食育"という言葉を使った石塚左玄先生の「人類穀物動物論」に記されています。

図7左は、実際に私の娘たちが作ったお弁当ですが、どうしても米飯より、おかずを多くする傾向があります。図7右のようにすると、本来のバランス食になります。

以前、旧厚生省がバランス食の指針として、"1日30品目の摂取"を目安に掲げていました。しかし、「品目数ばかりが注目される」、「30品目にこだわると、かえって肥満に繋がるのでは？」という声があり、2000年の厚生労働省の食生活指針から1日30品目の記載は消えました（図8）。

何よりも季節のもの、旬のものを食べる生活ができるとよいですね。ぜひ、3章を参考にしてください。

養育者にレッスン

Q "ふけすぎかおあれていた"という言葉を知っていますか？

"ドキッ!?"とする言葉ですよね。摂りすぎに注意したいメニューの語呂合わせを「ふけすぎかおあれていた＝老けすぎ 顔 荒れていた」としています（図9）。

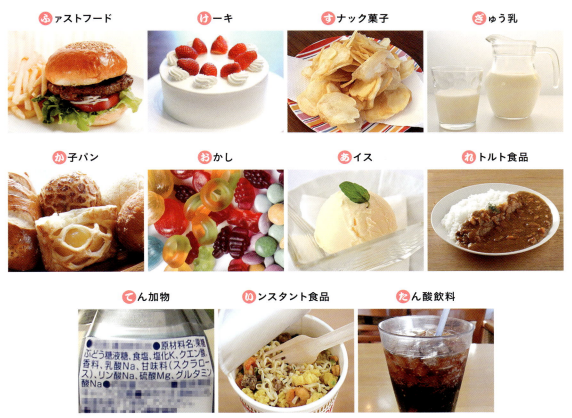

図❾ "ふけすぎかおあれていた"は、摂り過ぎに注意したいメニューの語呂合わせ(食育講師・高田恭代先生のご厚意による)

　現代社会において、それらをすべて排除した食生活は困難です。私も食べることがあります。作る企業側も、賞味期限を長くしたり、また万人に好まれるように、いろいろなものを入れざるを得ません。働く養育者が多いなか、すべての食品を無添加で手作りにすることは難しく、そのようなプレッシャーを歯科から与えるのもどうかと思います。もし啓発するなら、たとえば、院内の掲示物を使用するとよいのではないでしょうか。

【参考文献】
1）柏原ゆきよ：お腹からやせる食べ方．講談社，東京，2013.
2）農林水産省．http://www.maff.go.jp
3）文部科学省．http://www.mext.go.jp
4）厚生労働省．http://www.mhlw.go.jp

08 むし歯になる？ ならない？ だけじゃないおやつの選び方

　本章07では、当院で食事アンケートをとり、問題点を指導していくという取り組みを紹介しました。そしておやつに関しては、ピラミッドを模した「おとみんのおすすめおやつミラミッド」を使用しており、それぞれの名称は、私が大阪在住なので関西弁で表現しています（図1）。

ええおやつやん！

　最上位である理想的なおやつに、おにぎりやうどん、餅などのでんぷん質が挙げられます。血糖値の上昇が砂糖を含むおやつより緩やかです。「おにぎり!?」と思われる養育者も少なくありませ

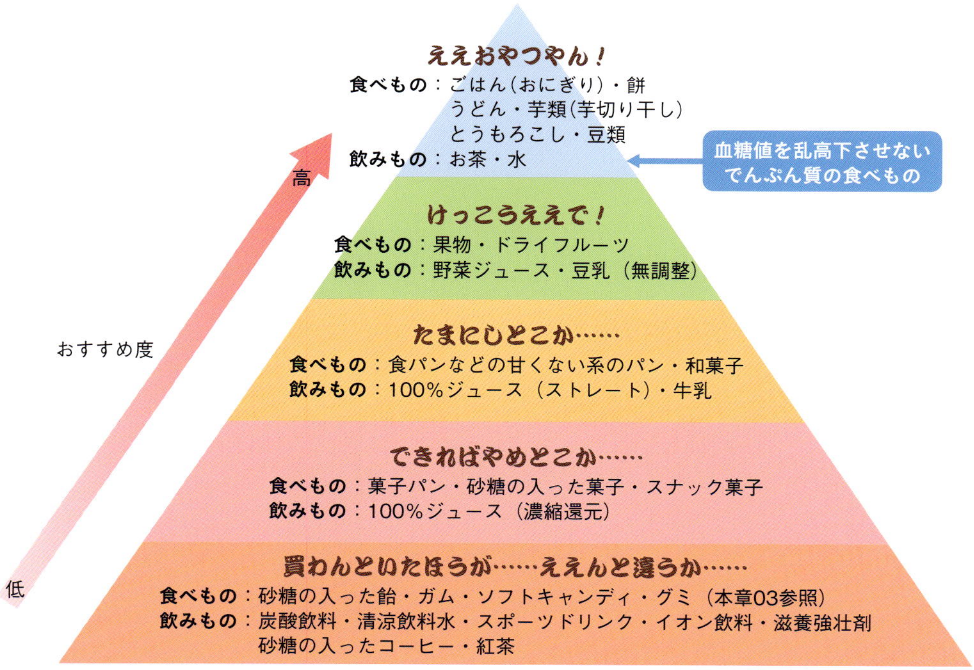

ええおやつやん！
食べもの：ごはん（おにぎり）・餅
　　　　　うどん・芋類（芋切り干し）
　　　　　とうもろこし・豆類
飲みもの：お茶・水
　　→ 血糖値を乱高下させないでんぷん質の食べもの

けっこうええで！
食べもの：果物・ドライフルーツ
飲みもの：野菜ジュース・豆乳（無調整）

たまにじどこか……
食べもの：食パンなどの甘くない系のパン・和菓子
飲みもの：100％ジュース（ストレート）・牛乳

できればやめとこか……
食べもの：菓子パン・砂糖の入った菓子・スナック菓子
飲みもの：100％ジュース（濃縮還元）

買わんといたほうが……ええんと違うか……
食べもの：砂糖の入った飴・ガム・ソフトキャンディ・グミ（本章03参照）
飲みもの：炭酸飲料・清涼飲料水・スポーツドリンク・イオン飲料・滋養強壮剤
　　　　　砂糖の入ったコーヒー・紅茶

おすすめ度：高←→低

図❶　おとみんのおすすめおやつピラミッド

んが、これらを食べて夕飯が食べられなくなっても差し支えありません。"おやつ＝４回目の食事"といわれますが、**"ええおやつやん！"**はその代表です。

"おやつ＝甘いもの"と考えがちです。大人でも甘いものは別腹と、お腹が空いていなくても食べることができてしまいます。それは子どもも同様で、甘いものが出てきたら空腹でなくても食べてしまい、その味に慣れます。子どもにご飯類を出して「これなら食べない」という場合は、本当はお腹が空いていないのです。

歯科衛生士でも、むし歯になりやすいか、なりにくいかで、よいおやつ・悪いおやつと分けて話してしまいがちです。食事として捉えれば、とてもシンプルに指導できますね。水分に関しては繰り返しになりますが、お茶や水がベストです。お茶の場合は、麦茶や番茶をおすすめしています。

けっこうええで！

ワンランクダウンの**"けっこうええで！"**ですが、果物類（生・ドライ）、とくに旬のものを食べるのはよいことです。暑い季節だと、冷蔵庫にアイスなどの冷たいデザートを常備する家庭も多いと思います。そこで、私は果物の冷凍を推奨しています（図2）。

以前は、冷凍に向くもの、向かないものまで指導していましたが、現在は「お子さんと買いものに行ったら、目についた果物を購入し、少量を冷凍してみてください。実がスカスカになってしま

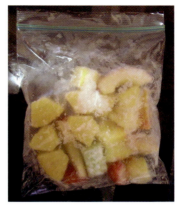

図❷　冷凍した果物を夏のおやつに

うこともありますが、それをお子さんと一緒に覚えていくのも食育かもしれませんよ」と養育者にお話ししています。

でも、みなさんにはお知らせしておきますが、"リンゴ"や"梨"などのもともと味が薄く、水分の多い果物は、凍らせると味が物足りなく感じるため、あまりおすすめしません。"バナナ"や"パイナップル"などは味が濃く、食物繊維も多いのでおいしく食べられます。アイスクリームなどは口に入れると溶けてしまいますが、冷凍させた果物はガリガリとした食感を楽しめるだけでなく、**"あんぐっ"**と前歯をよく使います。

"ブルーベリー"や"イチゴ"などは、スーパーの冷凍食品コーナーでもお馴染みです。これらは、冷凍にしたほうが栄養価が高くなるといわれていますが、家庭では急速冷凍が難しく、市場に出回った後なので多少栄養価は劣るようです。

表❶　豆乳飲料の分類

種類	定義
豆乳（無調整豆乳）	大豆固形分8％以上（大豆タンパク質換算3.8％以上）
調製豆乳	大豆固形分6％以上（大豆タンパク質換算3.0％以上）
豆乳飲料	①果汁入り　大豆固形分2％以上（大豆タンパク質換算0.9％以上） ②その他　大豆固形分4％以上（大豆タンパク質換算1.8％以上）

　バナナなどは皮を剝き、ラップに1本ずつ包んでから冷凍すると食べやすいです。ブロック状にできる果物や小粒の果物は、フリーザーバッグに空気を抜きながらできるだけ平らに入れます。そうすると、食べたい分だけバキバキと割って食べられるので便利です。

　しかし、いくらよいおやつの部類に入るといっても、果物には果糖が多く含まれているので、摂りすぎには注意が必要です。2cm角のパイナップルブロックなら、2、3個で満足できます！　緑茶やウーロン茶はカフェインの影響があるので、麦茶や番茶のほうが無難でしょう。

DHにレッスン！

Q　養育者から「野菜ジュースなら野菜代わりになるし、おやつとして毎日飲ませてもよいですか？」と質問されたら、何と答えますか？

　答えは、"おすすめしません"です。
　TVCMなどで、「1日分の野菜をこれ1本で！」と謳っていますよね。抽出成分として摂取はできますが、市販の野菜ジュースは加熱処理（殺菌目的）済みなので、残念ながらビタミンB群やCなどの熱に弱いビタミン、酵素は破壊されてしまいます。また、飲み口をよくするのに食物繊維が除かれ、糖を添加する場合もあります。さらに果物が加わると、かなり甘くなりますよね。そして本物の野菜と違い、咀嚼しません。「そもそも毎日飲む必要はないのでは？」とさえ思います。

　野菜嫌いな子へのきっかけ作りや、「今日はあまり野菜を摂取してないな」と感じたときに、あくまでも補助的に飲むくらいのほうがよいのではないでしょうか。

　たとえば、豆乳は健康食品として定着し、さまざまな種類のものが登場しています。これらは、JAS規格で分類されています（表1）。豆乳ににがりを入れると豆腐になる"無調整豆乳"ならよいのですが、"調整豆乳"は飲みやすくするために糖が添加されています。また、"豆乳飲料"と

表❷　果実のジュースの分類

種類	定義
果実ジュース	1種類の果実について果汁100％のもの
果実ミックスジュース	2種類以上の果実を混合し、果汁100％としたもの
顆粒入り果実ジュース	柑橘類のさのう、もしくは柑橘類以外の果肉の細切りなどを含む果汁100％のもの
果実・野菜ミックスジュース	果汁と野菜汁を混合し、果汁100％としたもの（ただし、果汁の割合は50％以上）
果汁入り飲料	果汁の割合が10％以上、100％未満のもの

なると、果物や野菜、コーヒー、紅茶などもプラスされ、豆乳使用量は"無調整豆乳"の半分以下にまで下がるので注意が必要です。えぐみや青臭さがあるので、子どもが喜んで"無調整豆乳"を飲むのは難しいかもしれません。だからといって、糖を含む飲料や豆乳飲料を飲むくらいなら、やはりお茶や水を選択するほうがよいでしょう。

たまにしとこか……

みなさんは、"果実ジュース"の定義を知っていますか？　表2のように、果汁（もしくは野菜汁）100％のものをいいます。果物のジュースなので、飲料としてはかなり甘いです。TVCMなどで「果汁100％だから安心」という魅力的なフレーズで宣伝されていますが、"**たまにしとこか……**"ですね。甘い味が癖になると、味のない飲料を飲めなくなるおそれがあります。

牛乳を野菜ジュース同様、身体によいと信じる養育者も多く、「牛乳が大好きなので、水の代わりに飲ませています」とおっしゃる方もいます。そのときは、「学校給食で200mLも飲んでいるなら、家庭でまで飲まなくてもよいのでは？」と伝えています。ましてや水代わりとなると、食事に差し支えます。食事を普通に摂っているなら、かえってカロリーの摂りすぎです。また、3歳以下の幼児の場合、牛乳の摂りすぎで食事が摂れなくなると、鉄分が不足して牛乳貧血になることも懸念されます。

できればやめとこか……

"**できればやめとこか……**"でも天然果汁のジュースが出てきますが、"**たまにしとこか……**"と異なるのは濃縮還元である点です。
ストレート果汁の処理は、表3のとおりです。

表❸　果汁の処理状態による分類

果汁の処理状態	定義
果実の搾汁（ストレート果汁）	果実を粉砕して搾汁、もしくは裏ごしなどを行い、皮や種を除いたもの
濃縮果汁	果実の搾汁を何倍も濃縮したもの
還元果汁	濃縮果汁を水などで希釈したもの

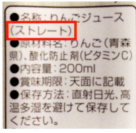

図❸　栄養表示の違い

　一方で濃縮還元は、果実の搾汁を加熱などで水分を飛ばしてペースト状にしてから冷凍保存、容器に詰める前に水分で希釈したものをいいます。同じ100％ジュースでも、こうした違いがあります（**図3**）。濃縮還元のおかげで、遠隔地から大量の輸送が可能ですが、品質はストレート果汁に劣ります。

　本章07でもお話ししましたが、パンは加工の段階で調味料や添加物が入りやすく、また油や砂糖（食パンでも）を使うので、おにぎりなどと比べると、でんぷん質のおやつというよりも甘いおやつの部類になってしまいます。それにバターやマーガリン、ジャム類を塗ることが多くなるので考えものです。菓子パンになると、さらに手を変え品を変えて甘いものがトッピングされているので、言わずもがなです。スナック菓子も油や塩分、添加物ばかりなので避けたいところです。

買わんといたほうが……ええんと違うか……

　そして、最下位の"**買わんといたほうが……ええんと違うか……**"は、食品にしても飲料にしても糖にまみれたものばかりで、むし歯予防の観点からも、心と身体にも悪い影響を及ぼすことは、みなさんもおわかりですよね。

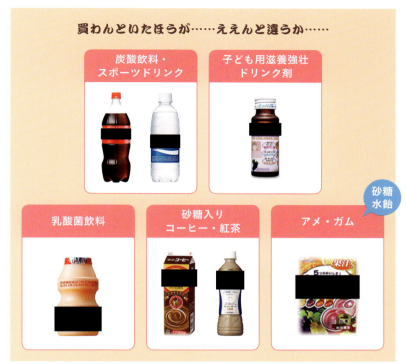

図❹　指導時の商品名表示に注意

集団指導や冊子の注意点

　読者のなかには、すでに母親教室などでお話しされている方もいるかもしれません。一般の養育者に向けてお話ししたり、冊子を配布するときは、ある特定の商品について「買ってはダメ」、「食べてはダメ」という記載は避けたほうがよいでしょう。図4は、実際に私が使用しているパワーポイントのスライドで、商品名は伏せて一般的な名称を入れるようにしています。

【参考文献】
1）農林水産省．http://www.maff.go.jp/

09 生活習慣を改善し、健やかな生活リズムを確立しよう

　本項では小児の生活習慣について学び、そこから生活リズムを整える方法を考えていきましょう。「歯科衛生士が臨床・公衆衛生指導の場で、小児の生活習慣について考えることなんてあるの？」という声が聞こえてきそうですが、そもそも生活習慣とは何なのでしょうか。

　子どもたち（大人もですが）が毎日行っている「睡眠・食事・排泄・運動」という生活習慣は、格別に意識や努力をせずに自然な行為として、繰り返し行われます。しかし、現代の子どもの生活習慣は乱れやすく、意識して整えていかなければなりません。歯科で指導する生活習慣というと、ブラッシング指導・食事指導を思い浮かべますが、いまはそれだけでは立ち行かなくなっています（図1）。

睡眠

1．睡眠時間

　昔は、子どもは早寝早起きが当たり前でしたが、両親が共働きで帰宅が遅かったり、深夜営業店の増加、遅い時間までのテレビ視聴などに伴い、就寝時間が遅くなってきています。つまり、大人の生活習慣に巻き込んでしまっているのです。起床時間も遅いので、睡眠時間はとりあえず確保できていますが、体内時計（サーカディアン・リズム）が乱れ、朝から時差ボケのような状態になります。

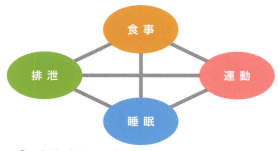

図❶　歯科で指導する生活習慣

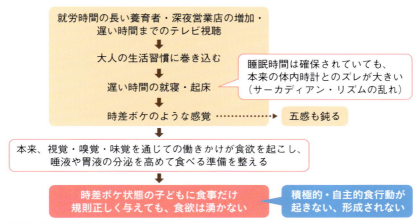

図❷　起床・就寝の生活習慣

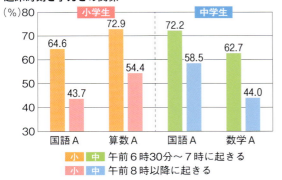
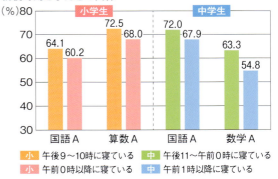

図❸　起床・就寝時刻と学力の関係（大阪府教育委員会：保護者・地域とともにはぐくむ大阪の子どもたちの学力．Part 3 規則正しい生活習慣を身につけさせるための手引きより引用改変）

なので、起床後の「朝食をしっかり食べる」という行動になかなか移れません（図2）。

　大阪府の教育委員会が小中学校を通し、養育者向けに興味深いデータを配布したことがあります。少し古い平成21年のデータですが、「早寝早起きの子どもは成績がよい傾向にある」というものです。生活リズムを整えることに無関心な親も成績に結びつけることで、このような配布物もしっかり読むようになります（図3）。睡眠には記憶を整理して定着させる働きがあり、睡眠不足になる

日常の姿勢・癖・就寝時の様子	
・頬杖をついて読書・勉強をしている	いいえ・はい（右・左）
・読書のとき、両手の上に顎を乗せて読んでいる	いいえ・はい
・腕枕をしたり、また頬を机に押しつけていることがある	いいえ・はい（右・左）
・うつぶせ寝で顔の左右どちらかを布団に押しつけている	いいえ・はい（右・左）

図❹　睡眠姿勢の生活習慣問診票例

乳幼児突然死症候群との関連
顎・顔面・歯列成長の歪み
　　　せめて
　　　↓
寝つくまであおむけ
寝ついたらあおむけ

うつぶせ寝

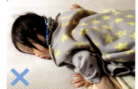
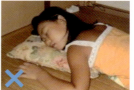

できればあおむけ寝　　横向き寝

顎に力が長時間かかっている

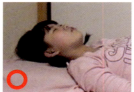
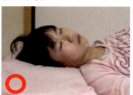
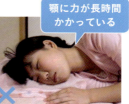

図❺　睡眠姿勢

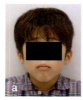
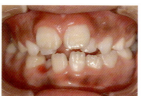

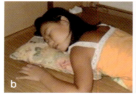
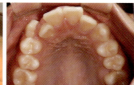
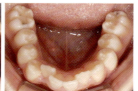

図❻ a、b　睡眠姿勢の影響

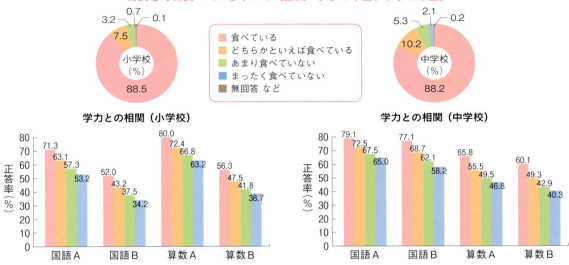

図❼ 朝食を食べることと学力との相関関係（平成21年度全国学力・学習状況調査より引用改変）

と、授業だけでなくいろいろな物事が手につかなくなり、集中できなくなるのも当然です。

2．睡眠姿勢

最近では、睡眠時の枕を指定する歯科医院もあるようです。当院ではそこまではしていませんが、睡眠姿勢の問診を行い、うつぶせ寝や横向き寝による顎・顔貌・歯列への影響などを養育者に説明しています（図4〜6）。図6aの男の子は、赤ちゃんのころからうつぶせ寝を続けていたため、面長な顔貌になっています。両頬粘膜を吸うような悪習癖も伴い、歯列が狭窄しています。図6bの女の子は、いつも顔の右側を下にして寝る癖があり、$\frac{2}{2}$が舌側に転位しています。

食事

サーカディアン・リズムの乱れで積極的食行動が形成されないと、朝食が食べられなくなります。現代の食生活の問題ともいわれ、「成績上位の子どもは朝食を食べて登校している」という興味深いデータも出ています。何でも成績に結びつければよいわけではありませんが、歯科からも朝食の大切さを啓発していかなければなりません（図7）。

夕飯を19時に食べたとして、翌朝に朝食を抜くと12時の昼食を食べるまでに17時間の欠食となり、身体は飢餓状態に陥ります。身体にエネルギーとなるものが入ってこないため、体温の上昇

朝食に　三大栄養素

- 身体にエネルギー
- 脳にエネルギー
- 体温を上昇させ、元気に

炭水化物
脳のエネルギー源
↑
米飯

タンパク質
体温上昇・内臓覚醒
↑
味噌汁

脂質
スタミナ源
↑
青魚（あったらいいね）

図❽　朝食の重要性

も遅くなります。私が保健指導を行う幼稚園の先生方からよく聞かれるのが、「おはよう」と園児を抱っこしたときに"冷たい"と感じるそうです。また、朝から覇気がない、疲れたような園児も増えているようです。朝食の摂取状況を聞くと、食べていなかったり、食べていてもヨーグルトや野菜ジュースだけだったり、なかにはクッキー1枚をとりあえず口に入れて登園するというケースもあるようです。

　身体に食べものが入ってこなければ当然脳も飢餓状態になり、集中力がなくなります。「朝食は三大栄養素である炭水化物・タンパク質・脂質を取り入れ、バランスよく摂りましょう」と言いたいところですが、いままで朝食を食べていなかった子どもが朝から何品も食べるのはハードルが高いですし、準備する養育者もたいへんです。なので、「まず、ご飯とみそ汁から始めてみましょう」と話しています（図8）。

　歯科衛生士のみなさんは、朝食を食べていますか？　歯科衛生士の仕事はとてもハードです。しっかり食べ、充電満タンの状態で業務につきましょう。私はご飯とみそ汁のほかに、朝ごはんの友として何種類かの佃煮と漬物を用意して1つの籠に入れ、その日の気分で食べたいものを選んでいます。

排泄

　時間がかからず、食欲のないときでも手軽にお腹に入れられるとして、ヨーグルトやスムージーなどを朝食に利用している家庭もあるようですが、そのような流動食はもともと消化器官が弱ったときに口にするものです。朝からしっかり咀嚼する米飯や具だくさんのみそ汁を食べ、胃腸をしっかり運動させてバナナうんちを出すという「食べて出すこと」を、歯科衛生士も考えていかなければなりません（図9）。

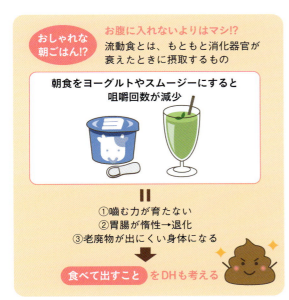

図❾　「食べて出すこと」を考えよう

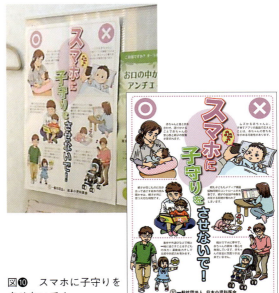

図❿　スマホに子守りをさせないで！

運動

　子どもの生活リズムを整えるうえで、現代社会で問題になっているのがスマートフォン（スマホ）の利用です。子どもを大人しくさせようと、小さいころからスマホを与えてゲームや動画を見せ続けたり、逆に養育者がスマホに気を取られて子どもを見ていないことがしばしばあります。

　この状況に危機感をもった日本小児科医会が「子どもとメディア」の問題に対する提言の1つとして、「スマホに子守りをさせないで！」というポスターを作りました（**図10**）。当院でも、ユニットや付き添いの養育者から見える掲示板にこのポスターを貼っています。ポスターは、日本小児科医会・日本小児歯科学会のHPからダウンロードできます。みなさんの歯科医院でも、啓発を始めてみてはいかがでしょうか。

　いまどきの子どもたちは、外遊びの体験が少ないといわれ、スマホばかりしていては、さらに家に閉じこもることになってしまいます。このことは、やはり食事や排泄にも関連すると思われます。

【参考文献】
1）内閣府：食育白書（平成24年版）．
2）厚生労働省：平成25年度国民健康栄養調査．
3）日本小児科医会：食生活と食育に関する世論調査（平成26年7月調査．http://www.metro.tokyo.jp/INET/CHOUSA/2014/10/60oau104.htm

10 食環境を整えて、「こ」食による悪影響を防ごう

　本項は、「食環境を整える」ことについてお話しします。前項に引き続き、「歯科で指導することなの？」と思われるかもしれませんが、当院では食環境に関する生活習慣を問診しています（図1）。

「こ」食

　みなさんは、「こ」食という言葉をご存じですか？　表1のように、「一緒に食事をする人がいない」、「偏った食事をする」ことなどを指します。

　以前に当院では、3～12歳までの子どもがいる養育者75名を対象に、「こ」食の「子」食に関するアンケートを実施しました（図2）。家族と食事をする子どもがいる一方で、子ども一人で食事をする、または兄弟と子どもだけで食事をする家庭があることがわかりました。

　「こ」食は、「食の悪循環＝栄養バランスが悪い」、「食事のマナーが身に付かない」、「養育者が食事を作っても、自分の好きなものしか食べない・食べているときの状況を把握できない」など、悪影響を及ぼします。当院では、誰と食事をしているかを問診し、養育者が家事などで忙しく、一緒に食べられない場合は、食卓でもできるアイロンがけや洗濯物たたみなどの家事を推奨しています。子どもと同じ空間で過ごすことで、「見ているよ、気にしているよ」というメッセージが伝わります。

●食事の様子
- 食事中にテレビは見ますか？
　　　　　　　　　　　　いいえ・はい
- 食事は誰としますか？
　　　　　　　父・母・兄弟・祖父・祖母
- 食事中は、椅子に座った姿勢で足の裏はつきますか？
　　　　　　　　　　　　いいえ・はい

図❶　食環境に関する生活習慣問診票例

表❶　「こ」食で表す子どもたちの食事

子食	子どもたちだけの食事
孤食	家族が在宅しているにもかかわらず、子ども一人での食事
個食	同じ食卓を囲みながら別々の料理を食べる食事
小食	食べる量が極端に少ない食事。ダイエットと称して3食を食べず、間食や清涼飲料水を摂りすぎている
粉食	主食が米ではなく、小麦粉によるパンや麺類中心の食事
固食	同じメニューの繰り返しで変化に乏しい食事。同じもの、好きなものしか食べない食事
濃食	濃い味の食事

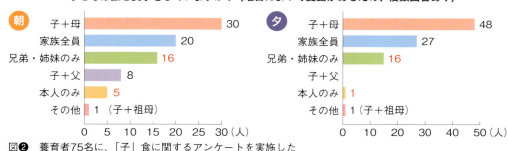

図❷ 養育者75名に、「子」食に関するアンケートを実施した

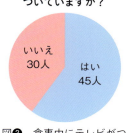

図❸ 食事中にテレビがついている家庭が多かった

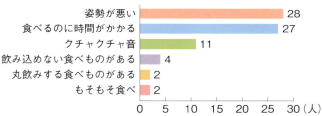

図❹ 図3で"はい"と答えた家庭において、食事のマナーの悪さが目立った

食環境

アンケート結果から、食事中にテレビがついている家庭が多いこと（図3）、その子どもの様子がわかりました（図4）。本章09の「スマホに子守りをさせない」こととリンクしますが、テレビを視聴しながらなどの「ながら食べ」を続けると、口腔機能に問題が生じやすくなります（図5）。そして、生活習慣にも問題が生じ（図6）、たとえ家族全員で食卓を囲んでいたとしても、「こ」食のような食環境に陥ってしまいます。食事中にテレビがついている家庭にはこれらを説明し、今日から止めるように指導しています。

食事姿勢

いまは椅子に座る生活が多く、子どもが小さいころはベビーチェアに座らせる家庭は多いと思います。ですが、子どもの成長に合わせて大人用の椅子に変える際、子どもの足が床につかずブラブラさせた状態のままの家庭も少なくありません。

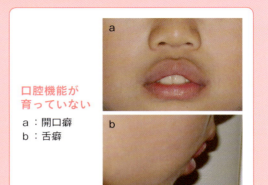

図❺ 「ながら食べ」を続けることで、口腔機能に問題が生じる

●食事中にテレビがついている家庭の子どもの口腔機能的問題

- クチャクチャと音をたてて食べる「クチャラー食べ」
- もそもそ食べる
- 丸飲みする食べものがある
- 飲み込めない食べものがある
- 食べるのに時間がかかる

＝ 口腔機能が育っていない
a：開口癖
b：舌癖

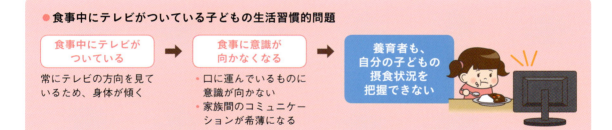

図❻ 「ながら食べ」を続けると、生活習慣に問題が生じる

●食事中にテレビがついている子どもの生活習慣的問題

食事中にテレビがついている → 食事に意識が向かなくなる → 養育者も、自分の子どもの摂食状況を把握できない

常にテレビの方向を見ているため、身体が傾く

- 口に運んでいるものに意識が向かない
- 家族間のコミュニケーションが希薄になる

養育者には、足の裏がしっかり床につくように補正を指導しています（図7）。

養育者にレッスン！　足置き台を作ってみよう

図7の子どもの足下には、牛乳パックで作った足置き台を置いています。足が床につかない場合は、古新聞を重ねたものや100円ショップなどで売られている花台などを置き、補正しましょう。図8で、おとみん家の娘たちが以前使っていた、簡単にかわいく作れる足置き台を紹介します。

保育園などに歯科保健指導に行く際は給食を参

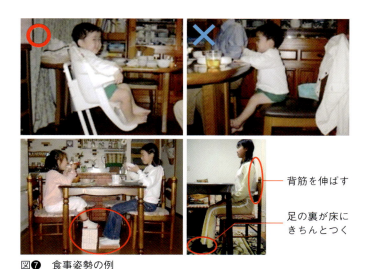

図❼　食事姿勢の例

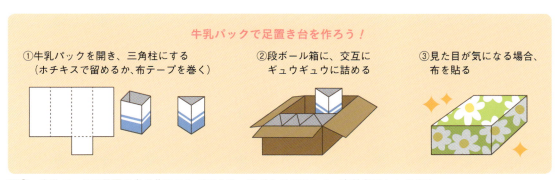

図❽　牛乳パックで足置き台を作ることができる。子どもだけでなく、高齢者にもおすすめ

　観し、食事姿勢を指導しています。2歳児クラスは子ども用の椅子でもまだ足がつかないため、保育士に足置き台を置くように伝えたところ、手作りしてくれました（図9）。園児が足裏をしっかりつけられるのはもちろん、行儀よく食事できる

ようになったとうかがいました。
　5歳児クラスでは、足が床につくにもかかわらず、「上靴が脱げかけでも気にしない」、「足を組んで食事をする」などの行為が見受けられました。保育士に伝えると、こちらの園児もきちんと床に

● 2歳児クラス

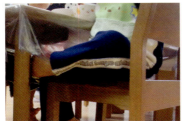
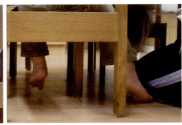

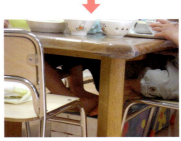

図❾ 保育士の手作りによる足置き台を設置後、足裏が床につくようになった

● 5歳児クラス

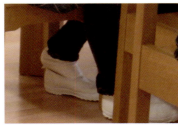
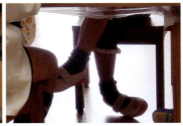

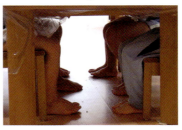

図❿ 給食の挨拶に、足裏を床につける旨を付け加えたところ、きちんとつけられるようになった

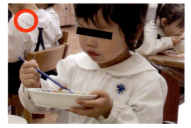
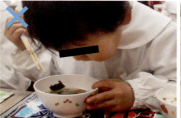
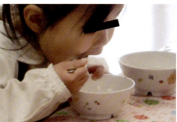

図⓫　犬食いと正しい食事の例

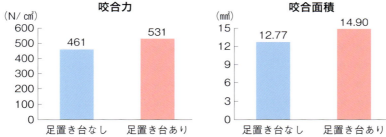

図⓬　足置き台の有無による咬合力、咬合平面の比較（参考文献1）より引用改変）

足裏をつけて食事できるようになりました（図10）。

保育士に園児たちにどのように指導したのかを尋ねたところ、保育士が懸念しているのが、給食時の挨拶に「手を合わせて、足裏をつけて、お茶碗持って、いただきます」と言うようにしたということでした。食事姿勢に対し、きちんと理解を示してくれていることをとてもうれしく思いました。

犬食い

いまどきの子どもに多い「犬食い」。「犬食い」とは、お茶碗や食器を持たずに顔を食べもののほうへもっていき、犬のように食事をすることです（図11）。背筋を伸ばして姿勢よく食事をするのがよいことはわかると思いますが、なぜ足裏がつくことが大事なのでしょうか。足をブラブラさせた状態のままだと骨盤が不安定になり、その上にある背骨や頭も不安定になってしまいます。すると、咬合力や咬合面積にも悪影響が出てきます（図12）。以上から、食べものや食べ方は大事ですが、歯科からも食環境を整える指導が重要であることがおわかりいただけると思います。

【参考文献】

1）倉治七重：エステティックな永久歯列を獲得するために必要な幼児期における日常生活について．歯科審美, 11（1）: 244-251．1998.

11 仕上げ磨きの極意を知り、0歳児からできるセルフケアを！

　子どもが小さいうちに、セルフケアの大切さを養育者にしっかり伝え、う蝕のない口腔をつくっていくことこそ、"歯科の食育"の王道ですね。臨床・公衆衛生指導の場で、養育者から「仕上げ磨きをさせてくれなくて困る」と言われることが往々にしてあると思います。しかし残念ながら、"仕上げ磨き"に特効薬はないため、それさえしていれば大丈夫という方法はありません。

　そもそも歯磨き指導は、いつから始めればよいのでしょうか？　乳前歯の萌出時からと考えがちですが、実は萌出前から準備はできるのです。

赤ちゃんのお口に触ろう

　0歳児の母親教室に呼んでいただく際、「出産後、生活が落ち着いたらで構わないので、赤ちゃんのお口に触ってあげてください」とお話ししています。「歯が萌えた！　それ、仕上げ磨き！」ではなく、赤ちゃんには乳前歯の萌出前から口に触られることに慣れてもらい、養育者には口を意識してもらいます。

　みなさんは、手遊び歌の"一本橋こちょこちょ"を知っていますか？　もともとは、子ども同士の遊びで負けた人への罰ゲームとして、歌に沿ってくすぐるなど、手を使います。私の場合、顔や口バージョンに変えて、養育者のみなさんに実践してもらっています（図1）。親子のスキンシップにもなりますし、赤ちゃんが口に触られることに慣れていると、仕上げ磨きもスムーズに行いやすいようです。これは口腔機能にも関連してくるので、詳しくは口へのマッサージ法などを交えながら、のちのちお話ししますね。

　次に、子どもがなぜ仕上げ磨きをさせてくれないのか、泣いたり暴れたりする理由を考えます。

養育者が頑張りすぎる

　この場合の頑張りすぎるとは、磨き方に力が入りすぎているということです。お恥ずかしい話ですが、私も歯科衛生士でありながら、「むし歯にさせてはならじ！」と、2人の娘たちへの仕上げ磨きに気合いと力が入りすぎて嫌がられ、果ては歯科医療従事者ではない父親のほうが優しい磨き方だったため、「お父さんがいい」と言われてしまったことがあります。

　ブラッシング圧は、目安として150ｇくらいが推奨されています（図2ａ）。最初のころは、養育者に歯ブラシを持たせ、私は技工室で借りたスケールを使いながら「これくらいを目安に力を入れてください」と説明していましたが、養育者は

いっぽんば〜し	こ〜ちょこちょ	たたいて	つ〜ねって	かいだんのぼって	こちょこちょこちょ♪
頬を人差し指でなぞりながら上へ	くすぐる	手のひらで顔を包み込む	頬を軽くつまむ	顎から頭に向かい指を歩かせる	思い切りくすぐる

図❶　仕上げ磨き用の"一本橋こちょこちょ"。フェイントをかけると、子どもは「いつ来るかな」とワクワクして喜ぶ

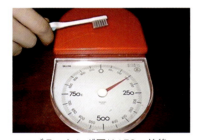
a：ブラッシング圧は150ｇ前後

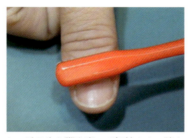
b：爪の生え際を磨いて気持ちよい強さ

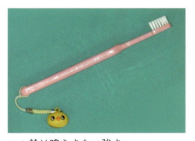
c：鈴は鳴らさない強さ

図❷ a〜c　ブラッシング圧の目安

なかなかピンときていませんでした。いまは、爪の生え際に歯ブラシを当て、気持ちよいくらいのブラッシング圧で磨くように指導しています（図２ｂ）。

　よくママ友同士で間違って伝わっているのが、歯ブラシの柄に鈴をつけて磨くと、「リンリン」と鳴る鈴の音に子どもが喜び、嫌がらずに仕上げ磨きができるというものです。もともとこの話は、高齢者施設で働く介護職からの「患者さんが口腔ケアを痛がるが、どのくらいの力加減で磨けばよ

いの？」という問いに対し、歯科関係者が「鈴を鳴らさない程度の力で」と指導した（図２ｃ）ものが、「鈴を鳴らすと子どもが喜ぶよ」となったようです。実際に鈴を鳴らすように動かすと、力が入りすぎてしまいます。

仕上げ磨き時の寝転ぶ姿勢に抵抗がある

　養育者には、普段から親子で寝転んで同じ目線でゴロゴロするような遊びをおすすめしています。また、口内炎覚悟で養育者が子どもに仕上げ

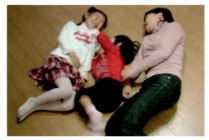

a：普段から床に寝転がって一緒に遊ぶ

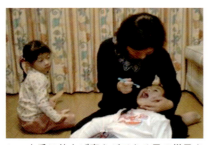

b：上手に仕上げ磨きができる子の様子を見せる

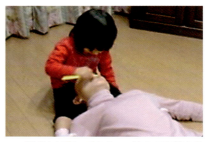

c：子どもに磨いてもらい、途中で交代する

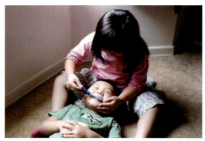

d：兄弟同士だとうまくいくことも……

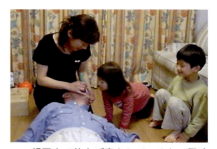

e：親同士で仕上げ磨きしていると、興味を示す

図❸a〜e　仕上げ磨き時の寝転ぶ姿勢に抵抗があるときの対応

磨きしてもらう方法があります。私も娘たちに、口の中を突かれながら仕上げ磨きしてもらったことを覚えています。お母さんがお父さんの仕上げ磨きをしている様子や、上手に仕上げ磨きをしてもらっている子の様子を見せるのも効果的とお話ししています（図3）。

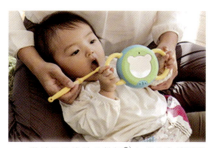 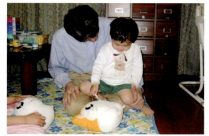

a：乳幼児の雑誌の付録[2)]などを有効活用する　　b：好きなぬいぐるみに仕上げ磨きさせ、交代する

図❹a、b　仕上げ磨き自体に抵抗があるときの対応

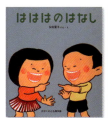 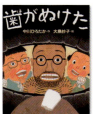 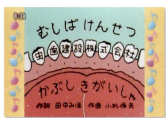
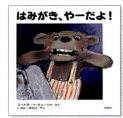 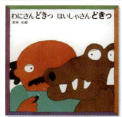 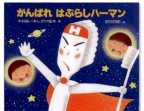

図❺　歯磨きに関する絵本やビデオ

仕上げ磨き自体に抵抗がある

　乳幼児の雑誌の付録が気に入っているなら、それを利用してもよいと思います。子どもに好きなぬいぐるみの仕上げ磨きをさせ、終わったら子どもと交代する、または歯磨きに関する絵本やビデオを図書館で借りて親子で見るのも理解が深まるのでよいでしょう（図4、5）。

　そうは言っても、なかなかスムーズにいかないことが多いのではないでしょうか。そんなときは、養育者の足で子どもの手足を覆って磨くのもやむを得ないと思います（図6）。ただ、このときに

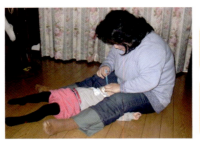
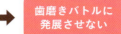

- 手足を覆って磨く

大人から見ると**押さえつけている**

子どもからは**遊んでいると感じる**ように磨く

→ 歯磨きバトルに発展させない

図❻　仕上げ磨きが困難なときの対応

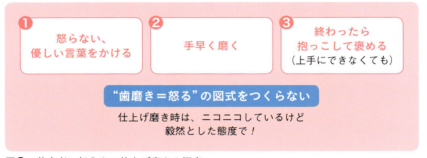

❶ 怒らない、優しい言葉をかける　❷ 手早く磨く　❸ 終わったら抱っこして褒める（上手にできなくても）

"歯磨き＝怒る"の図式をつくらない

仕上げ磨き時は、ニコニコしているけど毅然とした態度で！

図❼　養育者に伝えたい仕上げ磨きの極意

　気をつけたいのが、図7のとおりです。いつまでも穏やかに仕上げ磨きができるようにならないのは、「歯磨きのとき、養育者は怒る」と、子どもにインプットされているからではないでしょうか。
　たとえば、お母さんは女優になったつもりで、「お母さんはクマさんだぞ～！　捕まえた！」と手早く磨き、子どもが上手にできなくても笑顔で優しく、そして最後は抱っこするというフォローがあれば、心に傷を負うことも仕上げ磨きを嫌いになることもありません。子どもが泣くのと一緒に養育者もヒートアップすると、ずっとそれを引きずります。そして、もう1つ大事なのは、仕上げ磨きを毎日行い、習慣にすることです（図8）。
　養育者は離乳食を食べさせたり、おむつを替えたりと、子どもの育児に1日中追われてたいへんです。養育者が「今日はもう歯磨きしなくてもよいかな」と思っていると、子どもも「やってもやらなくてもよいんだ」と思うようになります。また、子どもが泣いたり暴れたりして仕上げ磨きをやめると、子どもは賢いので「泣いたり暴れたり

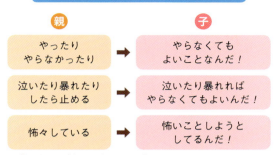

図❽　仕上げ磨きを毎日の習慣にする

すれば、やらなくてもいいんだ！」と学習し、いつまでも繰り返します。そして、養育者が不安気にしていると子どもにも伝わり、あの手この手で仕上げ磨きから逃れようとします。

　私はよく養育者に、「お子さんは、よ〜く大人のことを見ています」とお伝えしています。嫌な言い方ですが、幼い子どもでも、舐めてかかれる親なのか、キチンと言うことを聞かなければならない親なのかを感じ取っています。

　まさに養育者の態度は"しつけ"の要です。「仕上げ磨きで躓くと、今後の子育てもたいへんですよ」と、こちらもニコニコとしつつ毅然とした態度で指導、アドバイスします。いまどきの若い養育者に指導すると、反発されたり、逆に「自分は母親失格なのでは!?」と悲観されてしまう場合もあります。子育てを頑張っている養育者を責めてはダメですが、伝えなければならないことはしっかり指導しなければなりません。

DH にレッスン！

　診療室のチェアーは当然、施術がしやすいようになっています。しかし家庭では、養育者の膝や床の上に子どもの頭を寝かせ、仕上げ磨きを行います。その状況を知らなければ、どんなことがやりにくいのか、どのくらい口の中は見えるのかなど、わからないことも多いと思います。ぜひ、友人や親戚の子どもに仕上げ磨きの練習をさせてもらってください。

【参考文献】
1）倉治ななえ：歯並びのよい子に育てるために―子育て歯科医からお母さんへ―．わかば出版，東京，2007．
2）BenesseHP：http://www.benesse.co.jp/

12 子どもの発育・発達に合わせた指導で歯磨き上手に育てよう！

乳児への歯磨き指導

1．初めての歯の萌出

　養育者にとって、子どもの初めての歯の萌出は、成長を実感すると同時に、「この子の歯を守ってあげたい！」と気持ちが高まる瞬間だと思います。しかし、いざ子どもの歯を磨こうとしたときに、どうしたらよいのかわからない場合がほとんどです。人の歯を磨くことに慣れている歯科衛生士なら、チェアーサイドでもササッとできますが、子どもが第1子の場合、養育者は初めて人の口腔内を磨くことになり、不安でいっぱいです。

　安心感を与えられるように、一つひとつのことをしっかり指導できるようになりましょう。

2．乳児への歯磨き時の姿勢

　仕上げ磨きというと、子ども向けTV番組「おかあさんといっしょ」の歯磨きのコーナーで出てくる"寝かせ磨き"が思い出されます。しかし、$\overline{A|A}$が萌出したばかりの乳児の身長は70cm前後なので、膝の上に頭を乗せた状態での歯磨きは難しいでしょう。

　授乳姿勢で乳児を抱っこ（おっぱい抱っこ）し、利き手でないほうの手で口唇を排除しながら歯磨きを行います（図1a）。授乳姿勢が難しい場合、足の間に乳児を入れると磨きやすくなります（図1b）。このときに歯ブラシを濡らすと、コシが

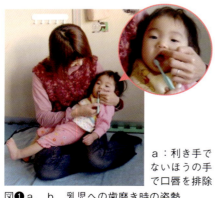

a：利き手でないほうの手で口唇を排除

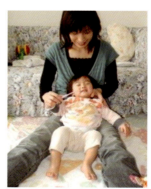

b：足の間に乳児を入れる

図❶a、b　乳児への歯磨き時の姿勢

表❶ フッ化物配合歯磨剤の年齢別応用量（参考文献[2〜4]より引用改変）

年齢	使用量	歯磨剤のフッ化物濃度
歯の萌出〜2歳[*]	米粒程度 （1〜2mm程度）	900〜1,000ppm
3〜5歳	グリーンピース程度 （5mm程度）	900〜1,000ppm （泡状またはMFP歯磨剤なら1,000ppm）
6歳〜成人・ 高齢者	歯ブラシ全体 （1.5〜2cm程度）	1,400〜1,500ppm

＊：仕上げ磨きを保護者が行う

なくなって磨きにくくなるので、濡らさないようにします。また、歯磨剤を使用した際に泡で歯が見にくくなることと、子どもの口に唾液が溜まり、磨き途中にうがいしたくなることを防ぎます。

　「歯は綿棒やガーゼで磨きましょう」と書かれている育児書もありますが、歯の萌出前から口を触られることに慣れている乳児（本章11参照）であれば、最初から仕上げ磨き用歯ブラシでもよいと思います。

3．歯磨剤の使用方法

　厚生労働省のHPに「フッ化物配合歯磨剤の年齢別応用量」（表1）[2〜4]が掲載されています。

　歯磨きをするとき、歯磨剤を歯ブラシの上に"チョンッ"と乗せてから始める人がほとんどだと思います。しかし、それでは口腔内に入れる前に歯磨剤を落としたり、磨き始めた箇所ばかりにフッ素がつき、全体に行きわたらないなどが考えられます。そのため、歯磨剤を歯ブラシに入れ込む必要があります（図2a）。また、乳児はうがいができないので、歯磨き後は清潔な口拭きガーゼなどで拭き取るように指導します（図2b）。

幼児への歯磨き指導

1．歯ブラシ事故の危険性

　幼児になると、自分で歯ブラシを持って磨きたがるようになります。自立心を育て、「自分のことは自分でできる子に！」と思う養育者の気持ちはわかりますが、幼児が自分できれいに磨けるようになるのはまだ難しく、事故の危険もあります。消費者庁のHPでは、歯ブラシ事故をまとめた報告書を掲載しており（図3、4）[5]、とくに1歳児の事故が目立ちます。歯科医院からも積極的に注意喚起していかなければなりません。

　「むし歯予防のため、歯磨きは大切な生活習慣の1つですが、歯磨き中の歯ブラシによる事故は、思いがけず大きなケガになることがあります。事故は一瞬の間に起こります。発育途上にある乳幼児は身体のバランスが悪く転倒しやすいため、『歯

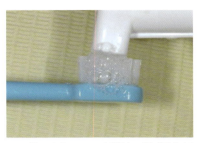

a：ジェルやフォーム類は、歯ブラシに入れ込む

b：うがいができない間は、口拭きガーゼで拭き取る

図❷ a、b　歯磨剤使用時の注意点

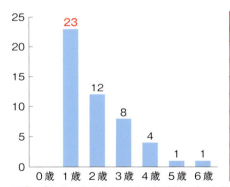

年齢	歩くなどして転倒	人やものにぶつかる	踏み台などから転落	その他・不明	総計
0歳	0	0	0	0	0
1歳	15	3	3	2	23
2歳	10	2	0	0	12
3歳	4	1	2	1	8
4歳	1	1	1	1	4
5歳	1	0	0	0	1
6歳	0	1	0	0	1
総計	31	8	6	4	49

図❸　「自分で歯磨き」に潜む危険性。左：年齢別歯ブラシ事故件数、右：受傷別歯ブラシ事故件数 (参考文献[5]より引用改変)

1歳・男児

歯磨き中に兄に追いかけられ、ソファにぶつかる。歯ブラシが喉に刺さり、嘔吐。鼻・口腔より出血。右咽頭部、口蓋垂横に裂傷

1歳・男児

高さ50cmの椅子の上に立って歯磨き中に椅子から滑落。咽頭に歯ブラシが刺さり、歯ブラシが破折。歯ブラシを抜いたところ出血があり、救急搬送。
上顎臼歯内側、軟口蓋近傍に裂傷

2歳・男児

歯磨き中に歩行・転倒し、出血。右咽頭裂傷

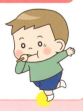

図❹　歯磨き事故例 (参考文献[5]より引用改変)

- 歯ブラシを口に入れたり、手に持たせたまま歩き回らせない
- 人やものにぶつかってケガをすることもあるので、周囲の状況にも気をつける
- 椅子や踏み台などから転落してケガをすることもあるので、不安定な場所での歯磨きは避ける

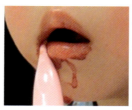

◀頬部に歯ブラシが刺さったまま来院した1歳児

図❺　歯磨き事故を起こさないために気をつけること（参考文献5）より引用改変）

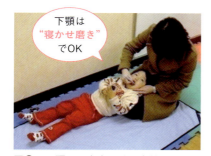

下顎は"寝かせ磨き"でOK

図❻　下顎への歯磨き時の姿勢

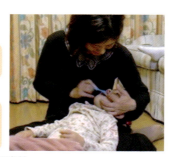

床で子どもの歯を磨いてみると……
上顎は"ずり上げ磨き"
＝
ユニットにいるときと同じ感覚で歯磨きが可能

図❼　上顎への歯磨き時の姿勢

磨き中は保護者の方が側に付き添い、注意を払う』ことが大切です。事故を起こさないために、図5のことに注意しましょう」5)

　子どもは自分用の歯ブラシを持つと、ガシガシ噛んだり、口以外のものに押しつけたりしてすぐにダメにしてしまいます。ですので、養育者の仕上げ磨き用と分け、使用時以外は幼児の手の届かない場所に保管することを伝えます。

2．幼児への歯磨き時の姿勢

　幼児の場合、みなさんにもお馴染みの"寝かせ磨き"の姿勢で磨きます（図6）。下顎の歯はしっかり見えますが、この体勢だと養育者が腰をかなり曲げなければ上顎の歯を見ることができない、あるいは憶測で磨くことになります。ですので、私は"ずり上げ磨き"をすすめています（図7）。これは、磨くほうの手と反対側の太ももに子どもの頭をずり上げて磨く方法です（頭半分が浮いてもよい。健常児向き）。

3．うがい

　おおむね2歳くらいでブクブクうがいができるようになってきます。なかなか上手に吐き出せない場合や、頬を膨らませたり凹ませる動きができ

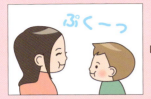 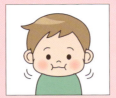 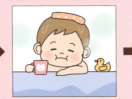 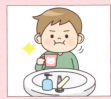

①親子であっぷっぷ　水を使わずに、親子で頬を膨らませる練習
②エアブクブク　水を使わずに、頬を膨らませたり、凹ませてみたり……
③お風呂でブクブク　お風呂場での練習なら、水をこぼしても大丈夫
④さあ、本番！　上手なうがいができるようになったら、洗面所でいざ実践！

図❽　うがいの練習

ない場合、図8のように指導します。

うがいの観察

　子どもが口に入れた水を吐き出せるようになっても、その吐き出し方はさまざまです。子どもが診療室のスピットンでうがいを始めても、私たちはサブカルテを書いたり、次の処置の準備などでうがいの様子を見すごしがちですが、必ず観察しましょう（歯磨剤を使用した歯磨き後、うがいを5秒間で1回と定めているメーカーもあります。その場合は、それに準じて指導してください）。

　近年は、うがいを上手にできない子どもが多いのが現状です[8]。「うがいに上手・下手なんてあるの？」と思われるかもしれませんが、表2のような子どもを診療中に見かけたことはありませんか？　口唇閉鎖力が弱いため、頬をしっかり膨らますことができず、水を口腔内にキープできないのです。そして、唇のコントロールもうまくいかないので、スピットンに静かに吐き出すこともできません。

DHにレッスン！

　読者のみなさんは、しっかりうがいができていますか？　「うがいなんて、意識したことがない……」という方は、図9に気をつけながら実践してみてください。もちろん、臨床の場でしっかり指導することもお忘れなく。

6歳臼歯が萌出したら

　そろそろ仕上げ磨きの卒業が近づいてきました。6歳臼歯はそのときの最も奥に存在し、とくに萌出したては低位にあるので、小学1年生にはわかりにくく、磨くのも困難です。口の横から歯ブラシを入れ込んで仕上げ磨きすることは、みなさんもよくご存じでしょう。

　養育者から、「子どもが小学校に入学したので、仕上げ磨きはもうしなくてもよいですか？」とい

表❷ 上手なうがいができない子どもの例

- 口に入れた水をすぐに吐き出す
- 頰をうまく膨らますことができない
- 頰が微振動のような動きをする
- 口唇閉鎖力が弱く、口から水が飛び出しそうになるので、上を向いたまま頰を動かさない
- 水を口の中で動かしたくてもできないので、臼歯でカチカチと咬合したり、離したりする
- 水を口の中で動かしたくてもできないので、顔をうなずくように振る
- 水を吐き出す際、スピットンを飛び越えて水が飛ぶ
- うまく吐き出せず、水がダラダラと顎をつたって流れ落ちる

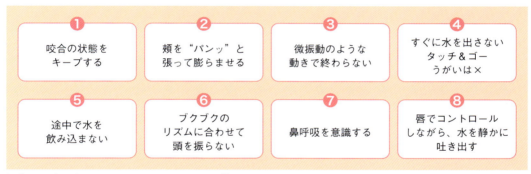

| ❶ 咬合の状態をキープする | ❷ 頰を"パンッ"と張って膨らませる | ❸ 微振動のような動きで終わらない | ❹ すぐに水を出さないタッチ＆ゴーうがいは× |
| ❺ 途中で水を飲み込まない | ❻ ブクブクのリズムに合わせて頭を振らない | ❼ 鼻呼吸を意識する | ❽ 唇でコントロールしながら、水を静かに吐き出す |

図❾ うがい時のチェックポイント（参考文献[8]より引用改変）

う質問を受けることがよくあります。当院では、4本の6歳臼歯にシーラントが入ったら、仕上げ磨きは卒業としています。

【参考文献】
1）藤木辰哉：お口でこんな動きできるかな？―口の適応力トレーニング．医学情報社，東京，2012．
2）厚生労働省 e-ヘルスネット：https://www.e-healthnet.mhlw.go.jp/information/teeth/h-02-007.html
3）4学会合同のフッ化物配合歯磨剤の推奨される利用方法：https://www.kokuhoken.or.jp/jsdh/news/2023/news_230106.pdf
4）4学会合同のフッ化物配合歯磨剤の推奨される利用方法【普及版】：https://www.kokuhoken.or.jp/jsdh/news/2023/news_230303.pdf
5）消費者庁 HP：http://www.caa.go.jp/
6）田浦勝彦：フッ化物応用の開始年齢についてのコンセンサス．日本ヘルスケア歯科研究会誌，12（1）：13-17，2010．
7）フッ化物応用研究会（編）：う蝕予防のためのフッ化物配合歯磨剤応用マニュアル．社会保険研究所，東京，2007．
8）宮坂乙美【小児】口腔機能のチェックポイントと泣かさない対応．DHstyle，8（13）：18-23，2014．

Chapter 2
おすすめ食育レシピ集

1章で学んだ食育の基本をもとに、本章では管理栄養士と調理師がおすすめする口を育てる食育メニューのレシピを紹介します。どれも簡単に作れるものばかりです。まずは自分で作ってみて、ぜひ患者さんにも教えてあげてくださいね。

レシピ監修 │ 高野悠里（管理栄養士）
　　　　　　　藤田純子（調理師）

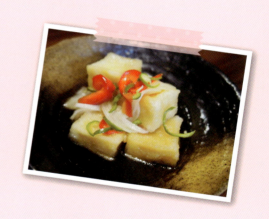

チキン巻き……………………………80
高野豆腐チャンプルー………………81
鶏と高野豆腐の照り焼きつくね……82
お揚げさんで焼きコロッケ…………83
ごぼうとこんにゃくの炒め煮………84
切り干し大根と小松菜のナムル……85

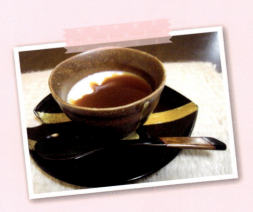

切り干し大根のトマト煮……………86
高野豆腐の南蛮漬け…………………87
キノコとカラフル豆のマリネ………88
ひじき豆………………………………89
エリンギとわかめのみそ汁…………90
小松菜と高野豆腐のみそ汁…………91
豆乳ぷりん……………………………92

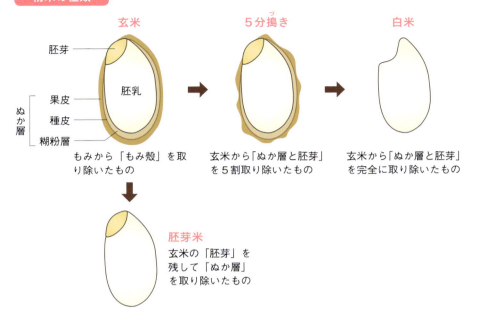

精米の種類

玄米 — もみから「もみ殻」を取り除いたもの
（胚芽、胚乳、ぬか層（果皮・種皮・糊粉層））

5分搗き — 玄米から「ぬか層と胚芽」を5割取り除いたもの

白米 — 玄米から「ぬか層と胚芽」を完全に取り除いたもの

胚芽米 — 玄米の「胚芽」を残して「ぬか層」を取り除いたもの

玄米を炊く

[炊飯器に玄米モードがない場合の炊き方]

1 玄米をさっと洗って一晩、水に浸ける。
2 電気炊飯器に1を入れ、水を入れる（水加減は全体の1.2〜1.5倍）。
3 スイッチを入れて普通に炊く

＊3〜7分搗き米は、白米と同じように炊きます。水加減は1.1倍ぐらいが目安です。

一番だしを取る

[材料]

水……………………… 9カップ
昆布…………………… 15g
削りぶし……………… 40g

[取り方]

1 昆布を水に浸しておく。
2 1を中火にかけ、沸騰する前に昆布を引き上げる。
3 削りぶしを入れてひと煮立ちしたら、1〜2分置いてからこす。

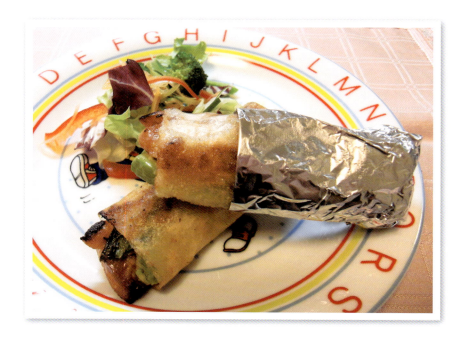

チキン巻き

1人分 250kcal

[材料 6人分]

鶏もも肉	500g
春巻きの皮	6枚
塩麹	50g
マヨネーズ	適宜
アボカド	1個
すりごま	適宜
レタス	6枚
サラダ油	適量
A	
小麦粉	大さじ1
水	50cc

[作り方]

1 鶏もも肉は1口大に切り、ビニール袋に入れる。そこへ塩麹を入れてよくもみ、5～6時間冷蔵庫で寝かせる。

2 アボカドは縦半分に切り目を入れ、スライドさせて半分に分け、種を取り出す。皮をむき、1人4枚ずつになるように、くし形に切る。

3 レタスは食べやすい大きさにちぎる。春巻きの皮は縦半分に切る。

4 糊用にAを混ぜ合わせる。

5 フライパンにサラダ油を熱し、塩麹に浸しておいた鶏もも肉の両面を焼いて取り出す。

6 春巻きの皮の上に、鶏もも肉をレタスとアボカドで挟んでおき、お好みでマヨネーズとすりごまをかけ、くるくる巻いて、巻き終わりにAをつけて止める。

7 フライパンにサラダ油を熱し、春巻きの巻き終わりを下にして焼く。きつね色になったらひっくり返し、反対側も焼き色をつける。

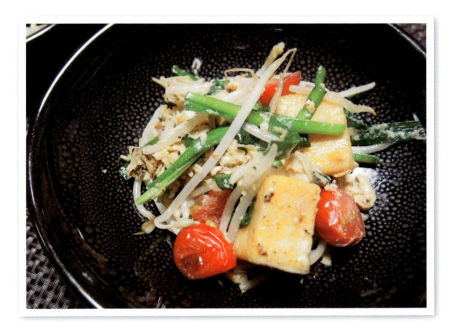

高野豆腐チャンプルー

`1人分 140kcal`

[材料 6人分]

高野豆腐……………………… 3枚
A
　┌ だし汁………………………60cc
　└ しょうゆ………… 大さじ1½
ミニトマト……… 1パック(12個)
ニラ………………………… 1.5袋
もやし………………………… 1袋
卵……………………………… 3個
B
　┌ しょうゆ………… 大さじ½
　└ だしをとったあとの鰹ぶし
サラダ油…………………… 適量
塩・こしょう……………… 適量

片栗粉……………………… 適量

[作り方]
1 高野豆腐を水に浸して戻す。
2 ミニトマトは縦半分、ニラは4〜5cm幅に切る。もやしは洗って水を切っておく。
3 卵はBを加えて溶いておく。
4 戻した高野豆腐の水気を絞り、6等分にする。Aを回しかけて軽く押さえながらなじませ、片栗粉をまぶす。
5 フライパンに少し多めのサラダ油を熱し、高野豆腐に焼き色がつくまで焼く。
6 5にミニトマトを加えて軽く炒める。ミニトマトの皮が縮んできたら、ニラともやしを加え、塩・こしょうをしてさっと炒める(このときにしょうゆを入れてもよい)。野菜を味見して、ほぼ完成といえる濃さにしておく。
7 少ししんなりしてきたら、3を回し入れて半熟状態で火を止め、余熱を利用する。
8 最後に味を調える。

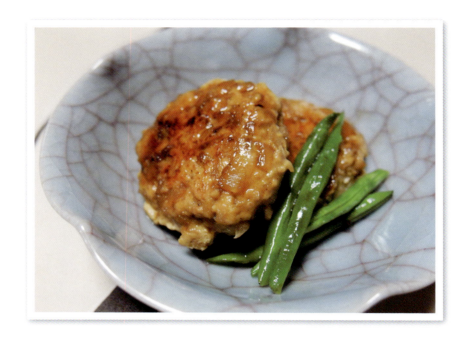

鶏と高野豆腐の照り焼きつくね

1人分 208kcal

[材料 6人分]

鶏むね肉ミンチ	300g
高野豆腐	3枚
玉ねぎ	½個(90g)
しょうが	10g
濃口しょうゆ	大さじ1
酒	大さじ2
片栗粉	小さじ2

A
酒	大さじ2
本みりん	大さじ2
水	大さじ4
濃口しょうゆ	大さじ1

サラダ油　適量

[作り方]

1 高野豆腐を水に浸して戻し、水気を絞って7〜8mm角に切る。
2 玉ねぎはみじん切りに、しょうがはすりおろしておく（チューブのものでもOK）。
3 鶏むね肉ミンチ、2、濃口しょうゆ、酒、片栗粉をよく混ぜる。
4 3に1を加えてさらに混ぜ、形を整える（1人2個になるように成形する）。
5 フライパンにサラダ油を熱し、4を並べる。
6 片面2分、裏返して1分焼き、Aを加えて1分蒸し焼きにする。
7 彩り用に焼いたいんげんなどを添える。

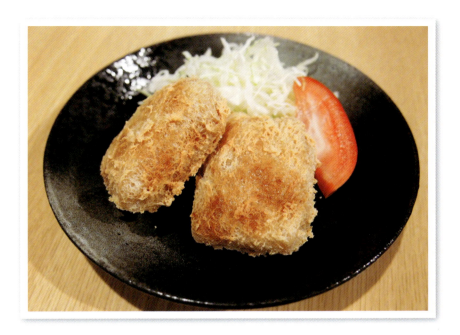

お揚げさんで焼きコロッケ

1人分 330kcal

[材料 5人分]

- じゃがいも……………… 300g
- 鶏むね肉ミンチ………… 60g
- 玉ねぎ………… ¼個(50〜60g)
- 丸麦……………………… 大さじ2
- 油揚げ(小さめ)………… 5枚
- キャノーラ油…………… 大さじ½
- 塩………………………… ひとつまみ
- こしょう………………… 適量
- ソース…………………… 適量

[作り方]

1. 丸麦をさっと洗って鍋に移し、たっぷりの水を加えて火かける。沸騰したら、ふつふつする火加減にして10分ゆでる。
2. 玉ねぎはみじん切り、じゃがいもは皮をむいて3〜4㎝角に切る。
3. 鍋に2のじゃがいもとひたひたの水を加えて火かけ、軟らかくなるまでゆでる。
4. 油揚げは油抜きをしてから半分に切って袋状に開く。5枚はひっくり返し、残りの5枚はそのままにしておく。
5. フライパンにキャノーラ油を熱し、2の玉ねぎを炒める。しんなりしてきたら、鶏むね肉ミンチを加えて炒める。色が変わったら、ゆでた丸麦を加えて塩、こしょうで下味をつける。
6. ボウルにゆでたじゃがいもを入れ、木べらで塊が少し残るようにつぶす。5を加えて混ぜ合わせ、10等分にする。
7. 4に6を詰めて、つまようじで口を閉じる。
8. フライパンにキャノーラ油を熱し、7を並べて両面がカリッとするまで焼く。

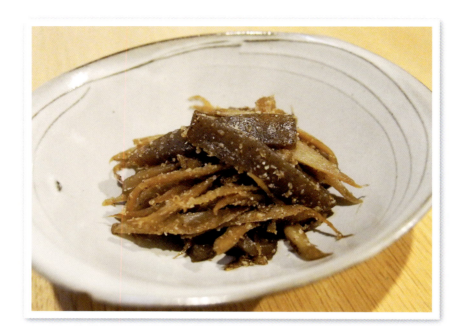

ごぼうとこんにゃくの炒め煮

1人分 85kcal

[材料 6人分]

ごぼう	½本（180g）
こんにゃく	½枚（125g）
ごま油	小さじ1
すりごま	大さじ2
A	
しょうゆ	大さじ2
みりん	大さじ3
酒	大さじ1
てんさい糖	大さじ½
塩	適量

[作り方]

1. ごぼうは包丁の背で皮をこそげとり、ささがきにして水にさらす。
2. こんにゃくは塩もみをして、沸騰したお湯にくぐらせ、臭みを抜く。半分にスライスし、短冊切りにする。

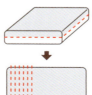

3. Aをあらかじめ合わせておく。
4. フライパンにごま油を熱し、水気を切ったごぼうを炒める。
5. しんなりしてきたら、こんにゃくを加えてさらに炒め、油がなじんだら、3を加えて煮詰める。
6. 火を止め、すりごまを加える。

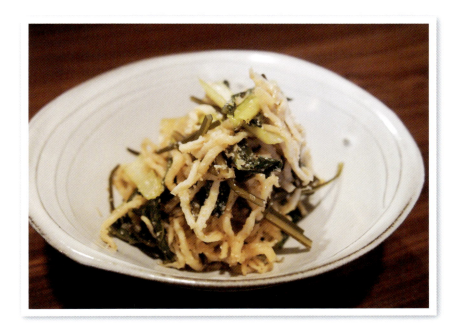

切り干し大根と小松菜のナムル

1人分 85kcal

[材料 6人分]

切り干し大根……………1袋(50g)
小松菜……………………½袋
だしをとったあとの昆布……適宜
ごま油……………………大さじ2
A
　┌ しょうゆ………………30cc
　│ 酢………………………20cc
　│ てんさい糖……………小さじ1
　└ すりごま………………大さじ2

[作り方]

1 切り干し大根を水に浸して戻し、水気を絞る。

2 小松菜は4㎝幅に切り、昆布はせん切りにしておく。

3 フライパンにごま油を熱し、切り干し大根と昆布を加えて炒める。油がなじんできたら、小松菜を加えて軸が少ししんなりするまで炒める。

4 3をボウルに移し、Aを加えて和える。

＊切り干し大根の戻し汁は、スープやみそ汁のだしとして使用できます。

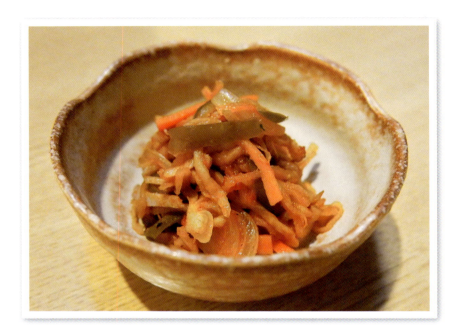

切り干し大根のトマト煮

1人分 55kcal

[材料 5人分]

切り干し大根	30g
ピーマン	1個（30g）
玉ねぎ	¼個（50g）
にんじん	⅙本（20g）
ハム	2枚
油	大さじ½
トマト缶	100g
塩	ふたつまみ
切り干し大根の戻し汁	150cc
薄口しょうゆ	小さじ1

1. 切り干し大根を水に浸して戻し、水気を絞って2〜3等分に切る。戻し汁はとっておく。
2. ピーマンとにんじんは千切りに、玉ねぎはスライスする。ハムは半分に切って、千切りにする。
3. 鍋に油を中火で熱し、2の野菜を加えて炒める。野菜がしんなりきたら、ハムと切り干し大根を加えて炒める。
4. 全体がなじんだら、トマト缶と塩を加えて炒め、水分を飛ばす。
5. 4に切り干し大根の戻し汁と薄口しょうゆを加え、汁気がなくなるまで、弱めの中火で煮る。

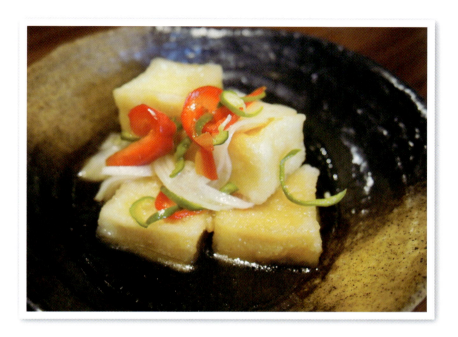

高野豆腐の南蛮漬け

[1人分 245kcal]

[材料 6人分]

高野豆腐……………………… 6枚

A
- だし……………………… 大さじ5
- 濃口しょうゆ………… 大さじ1

赤パプリカ…………………… ½個
ピーマン……………………… 2個
玉ねぎ………………………… ½個
片栗粉………………………… 適量
サラダ油……………………… 適量

B
- 酢……………………… 200cc
- 本みりん………………… 150cc
- てんさい糖…………… 大さじ2
- 濃口しょうゆ………… 大さじ1
- 薄口しょうゆ………… 大さじ1
- だし汁または水……… 大さじ3
- 唐辛子…………………… 1本

[作り方]

1 高野豆腐を水に浸して戻し、水気を絞って6等分に切る。

2 赤パプリカとピーマンは横半分にしてから繊維に沿ってスライスする。玉ねぎも繊維に沿ってスライスする。

3 Bを混ぜ合わせて、2を入れる。

4 1にAを回しかけ、片栗粉をまぶして油で揚げる。

5 3に4を入れて、味をしみ込ませる。

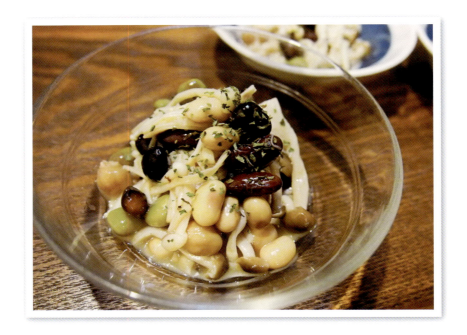

キノコとカラフル豆のマリネ

1人分 50kcal

[材料 5人分]

- しめじ……… 小1パック（100g）
- えのき………… ½パック（100g）
- ミックスビーンズ…… 1袋（50g）
- 唐辛子……………………… ½本
- オリーブオイル………… 大さじ1
- 酢……………………… 大さじ1
- レモン汁………………… 大さじ1
- 薄口しょうゆ…………… 小さじ½
- 塩………………………… 小さじ⅓
- 水………………………… 大さじ2
- 黒こしょう………………… 適量

[作り方]

1 しめじは石突をとってほぐし、えのきは石突をとって半分の長さに切る。
2 フライパンにオリーブオイルと種を取った唐辛子を入れて、香りが出るまで弱火にかける。
3 1を加えて中火にし、両面にこんがり焼き目がつくように炒める。焼き目がついたらミックスビーンズを加え、塩で味をつけていったん火を止める。
4 酢、レモン汁、薄口しょうゆ、水を加えて全体をかき混ぜ、弱めの中火にかけて、ひと煮立ちさせる。火を止めて、黒こしょうをふる。

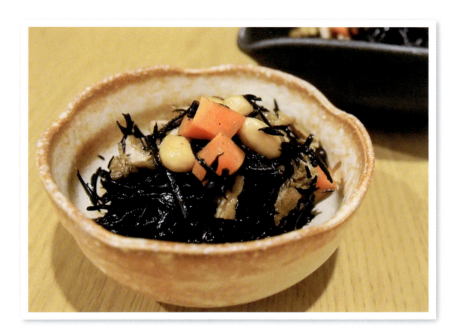

ひじき豆

1人分 87kcal

[材料 6人分]

ひじき	½袋(10g)
にんじん	⅓本(50g)
油揚げ	½枚(50g)
水煮大豆	½袋(75g)
ごま油	小さじ1

A
- だし …… 100cc
- 薄口しょうゆ …… 大さじ2
- 濃口しょうゆ …… 大さじ½
- みりん …… 大さじ2
- てんさい糖 …… 大さじ1

[作り方]

1. ひじきをたっぷりの水で戻す。
2. にんじんは8mmぐらいの角切りにする。
3. 油揚げは油抜きをし、長さを2〜3等分にして細切りにする。
4. 鍋にごま油を熱し、にんじんを加えて炒める。全体に油が回ったら、油揚げを加える。
5. ひじき、大豆の順に加え、1つの材料を加えるたびによく炒める。
6. Aを加えて、汁気がなくなるまで中火で煮る。

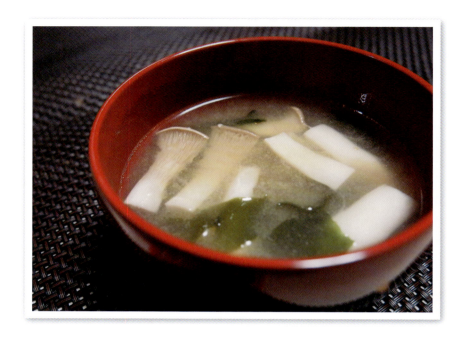

エリンギとわかめのみそ汁

1人分 30kcal

[材料 6人分]

エリンギ……… 1パック（150g）
乾燥わかめ………………… 12g
だし汁………………… 900cc
みそ……………… 大さじ3〜4

[作り方]

1 乾燥わかめを水に浸して戻す。
2 エリンギは横半分に切り、食べやすい大きさに手で割く。
3 だし汁にエリンギを入れて火にかけ、少ししなっとしたら水気を切ったわかめを加え、ひと煮立ちさせる。
4 火を止めて、みそを溶く。味見をして、薄ければ少しみそを足す。

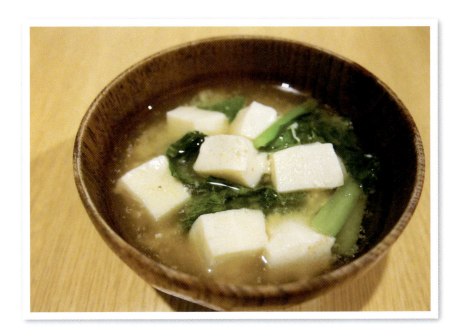

小松菜と高野豆腐のみそ汁

1人分 65kcal

[材料 6人分]

高野豆腐……………………… 1.5枚
小松菜………………………… ½袋
だし汁………………………… 1ℓ
みそ…………………………… 大さじ4

[作り方]

1 高野豆腐を水に浸して戻し、水気を絞って1㎝角に切る。
2 小松菜は洗って、ざく切りにする。
3 鍋にだし汁、1、2を入れて火にかける。具材に火が通ったら、いったん火を止めてみそを溶き入れる。味見をして、薄ければ少しみそを足す。
4 沸騰しない程度に1分ほど火にかける。

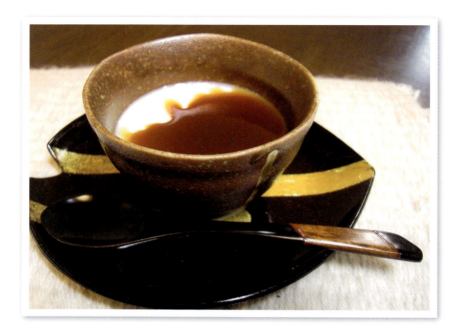

豆乳ぷりん

1人分 124kcal

[材料 6人分]

豆乳……………………… 500cc
砂糖……………………… 50g
ゼラチン………………… 10g
湯………………………… 90cc
A 黒糖シロップ
　黒糖…………………… 50g
　水……………………… 40cc

[作り方]

1 ゼラチンを湯で溶かす。
2 豆乳を鍋に入れて温め、砂糖を加えて溶かす。
3 1を2に加えてよく溶かし、粗熱がとれたら、容器に入れて冷やし固める。
4 鍋にAを入れ、火にかけて黒糖を溶かす。煮立ったら火を止めて冷ます。
5 食べる直前に4をかける。

Chapter 3

二十四の節気と
七十二の候とともに

　二十四節気をご存じですか？　これは、1年を春夏秋冬の4つの季節に分け、各々をさらに6つに分けた24の期間を表すものです。年の初めは立春。有名なのは、春分・夏至・秋分・冬至で、聞いたことがあるでしょう。さらにそれを3つに分けた七十二候という分類もあります。
　本章では、七十二候と、「旬の食材を使ったおとみん家の夕食」を紹介します。

1月

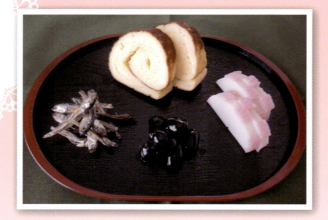

お正月らしい"おせち"を作りました。昔、大漁や豊作を願い、自然の恵みに感謝する「節供料理（せっくりょうり）」が食べられていました。これがおせちのはじまりです。このように、料理一つ一つにも"いわれ"があります。みなさんもおせちを食べるときに、意識してみるとよいでしょう。

伊達巻き 形が巻物に似ていることから、学問や習い事の成就を願う。

紅白蒲鉾 半円状の形が日の出の象徴とされている。紅は魔除け、白は神聖。

黒豆 この1年"まめ"（まじめ）に働き、"まめ"（元気）に暮らせるよう無病息災を願う。

田作り 文字どおり"田を作る"に由来。五穀豊穣を願う。

冬至
- **末侯：雪下麦出**（せっかむぎをいだす）
  降り積もる雪の下で、麦が芽を出すころ。

小寒
寒さが極まるやや手前のころをいいます。
- **初候：芹乃栄**（せりさかう）
  芹がすくすくと群れ生えてくるころ。
- **次候：水泉動**（すいせんうごく）
  地中では凍っていた泉が動き始めるころ。
- **末侯：雉始雊**（きじはじめてなく）
  雉のオスが、メスに恋して鳴き始めるころ。

大寒
1年で最も寒さが厳しいころをいいます。
- **初候：款冬華**（ふきのとうはなさく）
  蕗の花が咲き始めるころ。
- **次候：水沢腹堅**（みずさわあつくかたし）
  沢の水が厚く張りつめるころ。
- **末侯：鶏始乳**（にわとりはじめてにゅうす）
  鶏が卵を産み始めるころ。

2月

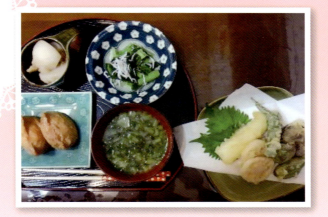

旬の野菜：ふきのとう　春を告げる野菜で、少し苦みがあって大人の味です。大ぶりのものは苦みが強いため、小ぶりで葉の開いていないものを選び、天ぷらにしました。

旬の行事：初午(はつうま)　豊作を祈願し、立春を過ぎた最初の午の日にいなり寿司を食べるという習わしがあります。

```
＊ふきのとう、いか、れんこん、オクラの天ぷら
＊かぶの煮物　　　＊おいなりさん
＊小松菜のおひたし　＊かぶの葉のみそ汁
```

立春

二十四節気では、この季節から新年を迎えます。
- **初候：東風解凍**（とうふうこおりをとく）
東風とは、春風のこと。暖かい春風が吹き、川や湖の氷が溶け出すころ。
- **次候：黄鶯睍睆**（うぐいすなく）
春の到来を告げる鶯(うぐいす)が鳴くころ。
- **末候：魚上氷**（うおこおりにあがる）
暖かくなって湖の氷が割れ、魚が跳ね上がるころ。

雨水(うすい)

降る雪が雨へと変わり、氷が溶け出すころをいいます。
- **初候：土脈潤起**（どみゃくうるおいおこる）
早春の暖かな雨が降り注ぎ、大地が潤い目覚めるころ。
- **次候：霞始靆**（かすみはじめてたなびく）
春霞がたなびき、山野の情景に趣が加わるころ。

3月

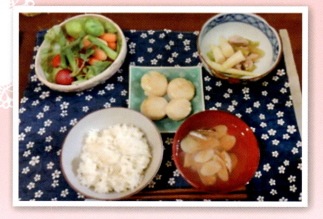

旬の野菜：ふき　ほろ苦くて、あおあおしい風味がします。水煮を利用すると簡単ですが、旬の時期はやはり生を使いたいものです。

旬の魚介：ホタテ　産卵を控える冬から春が旬です。バターしょうゆ焼きにしました。

[＊ホタテと貝柱のバターしょうゆ焼き　＊温野菜のアマニ油かけ
　＊ふきと姫たけのこの煮物　＊五分搗き米とあさりのすまし汁]

雨水

- **末侯：草木萌動（そうもくもえうごく）**
次第に和らぐ陽光の下、草木が芽吹き出すころ。

啓蟄（けいちつ）

陽気に誘われ、土の中の虫が動き出すころをいいます。

- **初候：蟄虫啓戸（すごもりむしとをひらく）**
冬籠りしていた虫が姿を現し出すころ。
- **次候：桃始笑（ももはじめてわらう）**
桃の蕾がほころび、花が咲き始めるころ。
- **末侯：菜虫化蝶（なむしちょうとかす）**
冬を過ごしたサナギが羽化し、蝶に生まれ変わるころ。

春分

太陽が真東から昇り、真西に沈む日のことをいいます。

- **初候：雀始巣（すずめはじめてすくう）**
雀が枯れ草や毛を集め、巣作りを始めるころ。
- **次候：桜始開（さくらはじめてひらく）**
その春に初めて桜の花が咲くころ。

4月

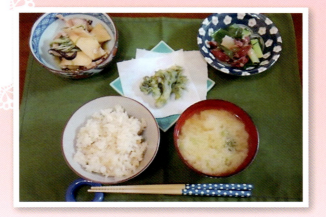

旬の野菜：たらの芽　葉酸を多く含むので、血行をよくします。やはり天ぷらがおいしいですね。

旬の魚介：ホタルイカ　春の訪れを告げる小さな小さな使者です。辛子酢みそで和えてぬたにしました。

[　＊たらの芽の天ぷら　　　　　＊水菜と鶏肉の煮物
　＊九条ねぎとホタルイカのぬた　＊五分搗き米とブロッコリーの豆乳みそ汁　]

春分
- 末侯：雷乃発声（かみなりこえをはっす）
春の訪れを告げる雷が鳴り始めるころ。

清明
すべてのものが清らかで生き生きするころをいいます。
- 初候：玄鳥至（つばめきたる）
海を渡ってツバメが南からやってくるころ。
- 次候：鴻雁北（がんきたへかえる）
日が暖かくなり、雁が北へと帰って行くころ。
- 末侯：虹始見（にじはじめてあらわる）
春の雨上がり、空に初めて虹がかかるころ。

穀雨
たくさんの穀物を潤す春の雨が降るころをいいます。
- 初候：葭始生（あしはじめてしょうず）
水辺の葦が芽を吹き始めるころ。
- 次候：霜止出苗（しもやんでなえいず）
霜の覆いが取れ、健やかに苗が育つころ。
- 末侯：牡丹華（ぼたんはなさく）
牡丹の花が咲き出すころ。

5月

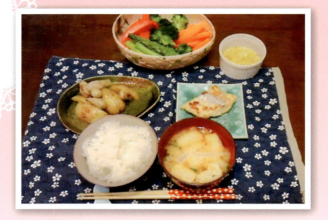

旬の野菜：にんじん　通年売っているにんじんですが、本当の旬は5月です。他の野菜とともに、ハニーマスタードでいただきました。

- ＊タラの香草焼き
- ＊野菜のハニーマスタード添え
- ＊新じゃがのジャーマンポテト
- ＊ご飯＆大根とシソのみそ汁

立夏

次第に夏めいてくるころをいいます。
- 初候：**蛙始鳴**（かえるはじめてなく）
  野原や田んぼで蛙が鳴き始めるころ。
- 次候：**蚯蚓出**（みみずいずる）
  ミミズが土の中から出てくるころ。
- 末侯：**竹笋生**（たけのこしょうず）
  たけのこがひょっこり出てくるころ。

小満

命が次第に満ち満ちていくころをいいます。
- 初候：**蚕起食桑**（かいこおきてくわをくう）
  蚕が桑の葉っぱをいっぱい食べて育つころ。
- 次候：**紅花栄**（べにばなさかう）
  紅花が一面に咲くころ。

6月

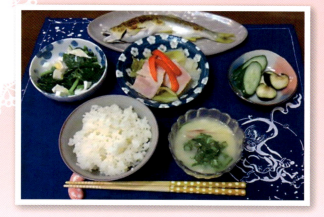

旬の魚介：鮎　やはり塩焼きがおいしいですね。

* 鮎の塩焼き
* キャベツとパプリカ、ベーコンのコンソメ煮
* モロヘイヤとモッツァレラチーズのレモンソース和え
* きゅうりとナスのぬか漬け
* 五分搗き米と冷や汁

小満
- 末侯：麦秋至（ばくしゅういたる）
  麦が熟して収穫するころ。実りの季節を麦の秋と呼び習わした。

芒種
稲や麦など穂の出る植物の種を蒔くころをいいます。
- 初侯：螳螂生（かまきりしょうず）
  螳螂が生まれるころ。
- 次侯：腐草為蛍（ふそうほたるとなる）
  蛍が明かりをともし、飛び交うころ。
- 末侯：梅子黄（うめのみきなり）
  梅の実が熟して色づくころ。

夏至
１年で最も昼が長く、夜が短い日をいいます。
- 初侯：乃東枯（なつかれくさかれる）
  靫草（ウツボグサ）の花穂が黒ずんで枯れたように見えるころ。
- 次侯：菖蒲華（あやめはなさく）
  あやめが花を咲かせるころ。

7月

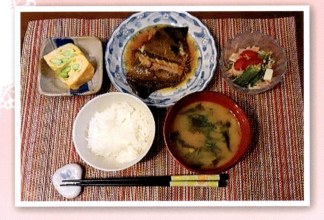

旬の野菜：枝豆、オクラ　この時期になると、口当たりのよいサッパリとしたものが食べたくなります。枝豆はだし巻き卵に、オクラはサッとゆでてサラダに入れました。

旬の魚介：カレイ　煮付けにしました。

```
＊カレイの煮付け　　　　＊オクラとプチトマトのサラダ
＊枝豆入りだし巻き卵　　＊白米、ワカメのみそ汁
```

夏至
- **末侯：半夏生**（はんげしょうず）
半夏（カラスビシャク）が生え始めるころ。

小暑
梅雨が明けて本格的な夏になることをいいます。
- **初候：温風至**（おんぷういたる）
夏の風が熱気を運んでくるころ。
- **次候：蓮始開**（はすはじめてひらく）
蓮の花が咲き始めるころ。
- **末侯：鷹乃学習**（たかわざをならう）
鷹の雛が飛び方を覚えるころ。

大暑
最も暑い真夏のことをいいます。
- **初候：桐始結花**（きりはじめてはなをむすぶ）
桐の花が梢高く、花を咲かせるころ。
- **次候：土潤溽暑**（つちうるおいてむしあつし）
ムワッと熱気がまとわりつく蒸し暑いころ。

8月

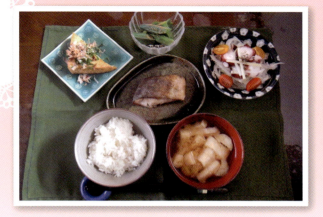

旬の魚介：真ダコ　暑い季節には、やはりさっぱりとしたものが食べやすいですね。真ダコを使い、和風マリネを作ってみました。

* 真ダコの和風マリネ　　＊縞ホッケの塩焼き
* 厚揚げ焼き　　　　　　＊オクラのごま和え
* 白米、なすと油揚げのみそ汁

大暑
- 末候：大雨時行（たいうときどきふる）
  夏の雨がときどき激しく降るころ。

立秋
初めて秋の気配が見えるころをいいます。
- 初候：涼風至（りょうふういたる）
  涼しい風が初めて立つころ。
- 次候：寒蝉鳴（ひぐらしなく）
  カナカナとひぐらしが鳴くころ。
- 末候：蒙霧升降（のうむしょうこうす）
  深い霧が立ち込めるころ。

処暑
暑さが少しやわらぐころをいいます。
- 初候：綿柎開（わたのはなしべひらく）
  綿の実を包む萼が開くころ。
- 次候：天地始粛（てんちはじめてさむし）
  ようやく暑さがおさまり始めるころ。

9月

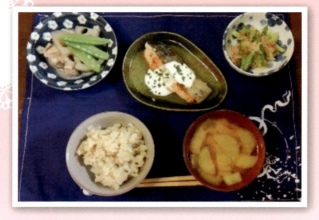

旬の魚介：秋鮭　そろそろ秋の味覚が出回ってきます。食欲の秋、到来です！

* 秋鮭のムニエル
* レンコンと鶏肉の煮物
* グリーンアスパラのおひたし
* 炊き込みご飯となすのみそ汁

処暑
- **末侯：禾乃登（こくものみのる）**
  田に稲が実り、穂をたらすころ。

白露（しらつゆ）
大気が冷えて露を結ぶころをいいます。
- **初侯：草露白（くさのつゆしろし）**
  草に降りた露が白く光って見えるころ。
- **次侯：鶺鴒鳴（せきれいなく）**
  鶺鴒が鳴き始めるころ。
- **末侯：玄鳥去（つばめさる）**
  ツバメが南に帰るころ。

秋分
春分と同じく昼夜の長さが同じになる日のことをいいます。
- **初侯：雷乃収声（かみなりこえをおさむ）**
  夕立に伴う雷が鳴らなくなるころ。
- **次侯：蟄虫坏戸（すごもりのむしとをとざす）**
  虫が隠れて戸を塞ぐころ。

10月

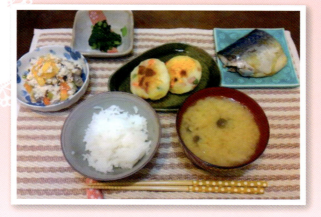

旬の魚介：秋鯖　通年出回っていますが、この時期が最も脂がのっておいしい時期ですね！

* 秋鯖の塩焼き　　* 柿の白和え
* 小松菜のおひたし　* ご飯としめじのみそ汁
* ベーコンとグリーンアスパラのポテト焼き

秋分
- 末候：水始涸（みずはじめてかれる）
  田から水を抜き、稲刈りに取りかかるころ。

寒露
露が冷たく感じられることをいいます。
- 初候：鴻雁来（がんきたる）
  雁が北から渡って来るころ。
- 次候：菊花開（きっかひらく）
  菊の花が咲き始めるころ。
- 末候：蟋蟀在戸（きりぎりすとにあり）
  キリギリスが戸口で鳴くころ。

霜降
朝夕にグッと冷え込み、霜が降ることをいいます。
- 初候：霜始降（しもはじめてふる）
  霜が初めて降りるころ。
- 次候：霎時施（しぐれときどきほどこす）
  時雨が降るようになるころ。

11月

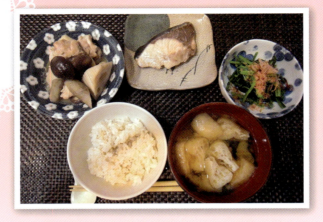

旬の野菜：春菊　冬野菜ですが、花が春に咲くことから「春菊」と名づけられたそうです。鍋に入れても美味しいですよね。

＊春菊とほうれん草のお浸し
＊ブリの照り焼き　＊根菜の煮物
＊五分搗き米＆ワカメと油揚げのみそ汁

霜降
- 末侯：楓蔦黄（もみじつたきなり）
紅葉や蔦が色づくころ。

立冬
　冬の気配が山にも里にも感じられてくることをいいます。
- 初侯：山茶始開（つばきはじめてひらく）
山茶花の花が咲き始めるころ。
- 次侯：地始凍（ちはじめてこおる）
地が凍り始めるころ。
- 末侯：金盞香（きんせんころばし）
水仙の花が咲き、香しい香りが漂うころ。

小雪
　寒さが進み、そろそろ雪が降り始めることをいいます。
- 初侯：虹蔵不見（にじかくれてみえず）
虹を見かけることが少なくなるころ。
- 次侯：朔風払葉（さくふうはをはらう）
冷たい北風が木々の葉を払い落とすころ。

12月

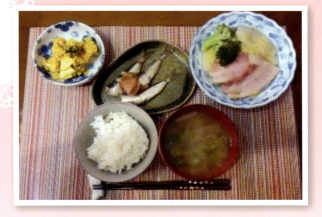

冬至にはカボチャですね。カボチャには、ビタミンAやカロチンが多く含まれ、風邪の予防によいとされています。

* カボチャのサラダ　* イワシの梅干し煮
* 白菜とベーコンのコンソメ煮
* 五分搗き米 & 白菜と大根のみそ汁

小雪
- **末侯：橘始黄**（たちばなはじめてきなり）
  橘の実がだんだん黄色くなってくるころ。

大雪
いよいよ本格的に雪が降り出すことをいいます。
- **初侯：閉塞成冬**（そらさむくふゆとなる）
  天地の陽気が塞がり、真冬が訪れるころ。
- **次侯：熊蟄穴**（くまあなにこもる）
  熊が穴に入って冬ごもりを始めるころ。

- **末侯：鱖魚群**（さけむらがる）
  鮭が群れをなして川を遡るころ。

冬至
1年で最も昼が短く、夜が長いことをいいます。
- **初侯：乃東生**（なつかれくさしょうず）
  うつぼぐさの芽が出てくるころ。
- **次侯：麋角解**（しかのつのおつる）
  大鹿の角が抜け落ちて、生え変わるころ。

白井明大：日本の七十二候を楽しむ．東邦出版，東京，2012．より引用改変

おわりに

　おとみんのレッスンを受けていただき、ありがとうございました。

　食に関していろいろな情報が溢れている現在、養育者たちもわが子のためにと、必死になって勉強しています。半ばマニアのようになり、「『食の鎖(がんじがら)』に雁字搦めになって、身動きが取れない！」、「何を食べさせたらよいのかわからない！」と悩む方も多くいます。一方で、砂糖のお菓子を日々買い与え、いまだにむし歯の洪水になっている家庭も存在し、子どもの口腔内も二極化しています。歯科からの発信は、むし歯予防だけでは立ち行かなくなっています。「食」が身体や心に与える影響までも伝えていかなければ、なかなか小児や養育者の行動変容を促すのは困難です。

　そんななか、本書が新人歯科衛生士から園医・校医をお務めの歯科医師まで、臨床や公衆衛生での指導の場で、少しでもお役に立てれば幸いです。

　さて、私の食育の原点は、来院される養育者の方々と同じように、わが子の食生活でした。心身ともに丈夫に育つように、甘いものばかり食べさせないようにしようと気を遣いました（子どもたちの友だちからは、「宮坂さんちのおやつって、いつも地味だよね」と言われましたが……）。そんな2人の娘も成人し、仕事でバタバタ、アタフタしている私の健康を気遣ってくれるまでになりました。帰宅すると、食事の支度ができていることもしばしば。これは本当にありがたいことで、わが家の食育はそこそこ成功しているのかなとうれしく思っています。

　本書には、普段あまり料理をしない方にも参考になる、簡単なレシピも載せています。作ってみると、案外調理って楽しいものです。まずは自分で作ってみて、ぜひ養育者にも勧めてみてください。みんなで楽しみながら、食育のよくばりレッスンを始めましょ♪

2017年12月

大阪府・医療法人中村歯科 キッズデンタルパーク／NDL㈱ 歯科衛生士

宮坂乙美

口腔機能の発育不全に よく効く！

OTOMIN no YOKUBARI Lesson!

おとみんのよくばりレッスン！

「小児の食育編」と セットで読むと、 効果倍増！ 話題のT4Kも 症例を交えて紹介！

小児の 口腔機能編

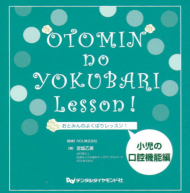

口腔機能にもアプローチしたい!!
月刊DHstyleの好評連載「おとみんのよくばりレッスン」が雑誌を飛び出し、待望の書籍化！　しかも、「小児の食育編」と「小児の口腔機能編」の２冊同時発刊！　「小児の口腔機能編」では、本文を加筆し、新たに「口腔機能を高める！　おすすめ食育レシピ」を追加！　小児の口腔機能の発育不全を、"おとみん流"のアプローチでどんどん予防・改善しましょう！

B5判変型/100頁/オールカラー
定価（本体3,600円＋税）